DU CANCER PRÉCOCE

DE

L'ESTOMAC

PAR

LE DR MARC MATHIEU

ANCIEN INTERNE DES HÔPITAUX
AIDE DE CLINIQUE A LA FACULTÉ DE MÉDECINE DE LYON

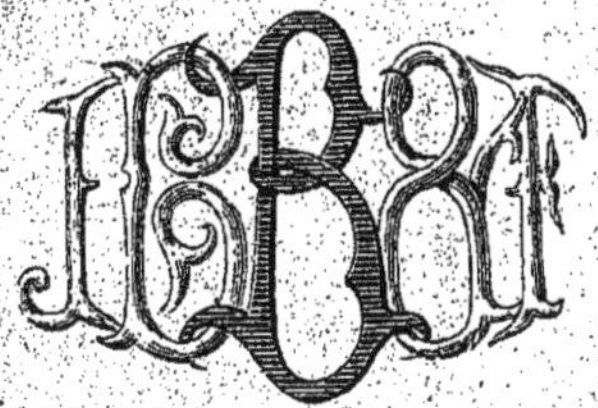

PARIS

LIBRAIRIE J.-B. BAILLIÈRE ET FILS

19, RUE HAUTEFEUILLE, PRÈS DU BOULEVARD SAINT-GERMAIN

LONDRES
BAILLIÈRE, TINDALL AND COX
20, King William street

MADRID
CARLOS BAILLY-BAILLIÈRE
Plaza de Topete, 8

1884

DU CANCER PRÉCOCE

DE

L'ESTOMAC

LYON. — IMPRIMERIE PITRAT AINÉ, RUE GENTIL, 4

DU CANCER PRÉCOCE

DE

L'ESTOMAC

PAR

LE DR MARC MATHIEU

ANCIEN INTERNE DES HÔPITAUX
AIDE DE CLINIQUE A LA FACULTÉ DE MÉDECINE DE LYON

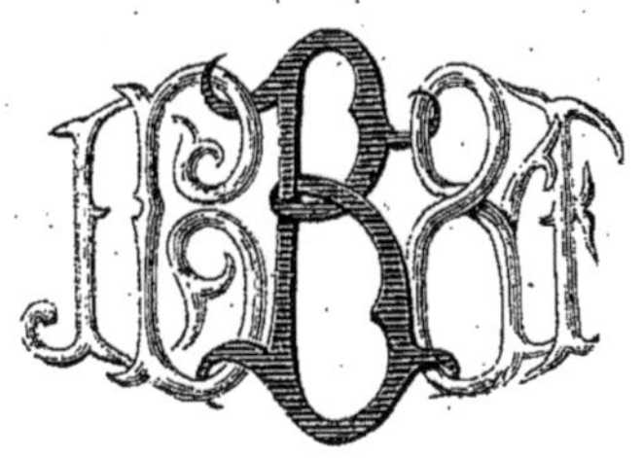

PARIS

LIBRAIRIE J.-B. BAILLIÈRE ET FILS

19, RUE HAUTEFEUILLE, PRÈS DU BOULEVARD SAINT-GERMAIN

LONDRES		MADRID
BAILLIÈRE, TINDALL AND COX		CARLOS BAILLY-BAILLIÈRE
20, King William street		Plaza de Topete, S.

1884

INTRODUCTION

Il y a quelques mois, M. Bard, médecin des hôpitaux,
professeur agrégé à la Faculté, avait l'occasion d'observer
dans son service deux cas de cancer de l'estomac survenu
chez des sujets encore jeunes. Ces deux malades avaient
offert pendant la vie quelques particularités intéressantes.
M. Bard pensa qu'il y avait une corrélation entre la
jeunesse des individus et cette physionomie spéciale de
l'affection.

Confirmé dans cette opinion par la connaissance de cas
analogues, il en fit l'objet d'une communication à la
Société des sciences médicales, dans laquelle il insistait
sur les difficultés de diagnostic en pareil cas, causées

surtout par la rapidité de la marche et les anomalies des symptômes. Il insistait sur l'utilité pratique que présenterait pour le diagnostic différentiel de cas semblables « une étude sérieuse et approfondie dans laquelle seraient réunis tous les faits connus de cancer précoce de l'estomac, en n'acceptant que des observations suffisamment détaillées et suivies d'autopsie. Le dépouillement de ces observations permettrait alors de faire l'étude complète qui n'existe pas encore, des anomalies symptomatiques du cancer précoce de l'estomac. Mettant en lumière les formes les plus susceptibles d'égarer le diagnostic, elle permettrait par là-même à un observateur prévenu de reconnaître l'affection dans les cas difficiles. Une pareille étude exigerait sans doute de longues et patientes recherches dans les recueils scientifiques, une critique judicieuse et un classement méthodique des faits rassemblés, mais ces efforts seraient suffisamment justifiés par l'utilité pratique de ce travail. »

C'est sur les conseils de M. Bard que nous avons entrepris cette étude.

Les faits de ce genre sont assez rares, et ce n'est qu'avec peine que nous avons réussi à rassembler les vingt-sept observations sur lesquelles repose ce travail. Nous avons eu surtout en vue le cancer avant l'âge de trente ans, parce que c'est avant cette époque que l'affection est le moins fréquente, et qu'elle a été par conséquent le moins étudiée. On trouvera néanmoins parmi nos observations quelques cas relatifs à des personnes âgées de plus de trente ans. Nous n'avons pas cru en effet devoir nous tenir strictement à une limite quelque peu arbitraire, d'autant qu'elle ne se trouve dépassée par le fait que de deux à trois ans, et encore exceptionnellement.

Notre intention d'ailleurs n'est pas de démontrer la possibilité de la dégénérescence stomacale précoce, admise aujourd'hui par la plupart des cliniciens, mais plutôt de mettre en relief les modifications apportées à l'ensemble des symptômes par la jeunesse des malades. Le nombre considérable d'erreurs de diagnostic que nous avons relevées dans le cours de ce travail, nous permet de supposer que cette étude n'était pas superflue.

Après avoir indiqué dans un court *historique* l'opinion des principaux auteurs sur le cancer précoce du ventricule, nous passons en revue dans un chapitre consacré à la *pathologie*, les modifications présentées par les symptômes du cancer à cette période de la vie. Enfin, dans un troisième chapitre, nous indiquons les principales *formes cliniques* auxquelles peuvent être rapportées nos différentes observations.

Nous devons les remerciements les plus sincères à M. Bard, qui nous a inspiré le sujet de ce travail et qui n'a pas cessé de nous guider de ses conseils.

M. le professeur Raymond Tripier a bien voulu accepter

la présidence de notre thèse et nous indiquer d'utiles modifications. Que notre ancien maître reçoive ici l'expression de notre vive reconnaissance pour la bienveillance qu'il nous a constamment témoignée durant le cours de nos études.

Nous ne saurions assez exprimer à M. le professeur Rambaud nos sentiments de profonde gratitude pour les nombreuses marques d'intérêt et de sympathie qu'il n'a jamais cessé de nous témoigner pendant tout le temps que nous avons été attaché à son service.

DU
CANCER PRÉCOCE
DE L'ESTOMAC

CHAPITRE PREMIER

HISTORIQUE

Si l'on consulte les auteurs qui ont traité à différentes époques, du cancer de l'estomac, on est frappé de l'unanimité avec laquelle ils se refusent à admettre la possibilité de l'affection avant l'âge mûr.

Chardel qui écrivait au commencement du siècle, une des plus anciennes et des plus intéressantes monographies que nous possédions [1], est très affirmatif sur ce point :

« La jeunesse seule, dit-il, doit empêcher de croire à un skirrhe de l'estomac, maladie qui ne se déclare guère avant l'âge de trente et quelques années, comme on a pu

---

[1] *Monographie des dégénérations skirrheuses de l'estomac.* Paris, 1808, p. 198.

s'en assurer par la lecture des nombreuses observations que j'ai rapportées. »

C'est aussi l'opinion de Bayle et Cayrol dans leur article du *Dictionnaire* en soixante volumes; c'est aussi celle de Louis[1], et dans les trente-trois observations dont Valleix a fait le dépouillement et qui lui ont servi à la rédaction de son article « Cancer », un seul fait était relatif à un homme âgé de vingt-cinq ans [2]. Les autres dépassaient de beaucoup l'âge de trente ans et atteignaient en moyenne celui de cinquante-huit.

Bamberger, dans son étude sur la pathogénie de l'affection [3], affirme également son extrême rareté avant l'âge de trente ans, et Wilson Fox qui a écrit avec tant d'autorité le chapitre des maladies de l'estomac dans le grand ouvrage de pathologie du docteur Reynols [4] est d'accord avec ses prédécesseurs, pour faire du carcinome stomacal l'apanage exclusif de la vieillesse.

Nous trouvons cette affirmation répétée sous toutes les formes dans tous les traités classiques et dans toutes les monographies françaises et étrangères que nous avons eues entre les mains. Nous la retrouvons dans le livre magistral de Brinton[5] et dans le *Manuel* de Ziemssen [6] où Leube nous déclare n'avoir jamais rencontré que deux cas de cancer du ventricule avant l'âge de trente ans, et encore,

---

[1] *Hypertrophie de la tunique musculaire de l'estomac dans le cancer du pylore*. Recherches d'anatomie pathologique. Paris, 1826.

[2] Valleix. *Guide du médecin praticien*, t. II, p. 590.

[3] *Handbuch der speciellen Pathologie und Therapie*, von Virchow t. VII, p. 305, 1855.

[4] Reynols. *A system of medicine*. Londres 1872.

[5] *Traité des maladies de l'estomac*, trad. Riant. Paris, 1870, p. 294.

[6] *Ziemssen's Handbuch*. Krankheiten des chylopœtischen Apparates, von Leube-Bnd. VII, 2° part.

ajoute-t-il, l'un d'eux était congénital (?). Jaccoud [1] et Roberts Bartholow [2] vont encore plus loin, en fixant l'un à quarante, l'autre à quarante-cinq ans l'époque de la première apparition de la maladie.

Ebstein dans un travail fort intéressant, paru dans la Revue de Volkmann [3] et Meissner, qui a publié dans le *Schmidt's Jahrbücher* [4] un mémoire volumineux et plein de renseignements utiles sur le cancer, sont d'accord pour admettre son extrême rareté avant l'âge mûr ; eux-mêmes n'en ont jamais vu. De plus, Ebstein a consulté la statistique de Steiner et Neureutter portant sur deux mille cas de maladie chez des enfants et des adolescents, et il n'y a pas rencontré un seul cas de dégénérescence stomacale. Il faudrait donc considérer comme unique dans la science le fait cité par Kaulich [5] de cancer colloïde de l'estomac chez un enfant d'un an et demi, fait qui se trouverait consigné dans les *Comptes rendus de la Société médicale d'observations* pour l'année 1864 [6].

Plus récemment, cependant, Cullingworth, de Manchester, a communiqué à la Société médicale britannique, la curieuse histoire d'un enfant qui succomba à cinq semaines à un épithéliome de l'estomac [7]. Cette observation est reproduite dans notre travail.

Les auteurs qui, pour se rendre compte de la fréquence

---

[1] *Pathologie interne*, t. II.

[2] *New-York med. Journal*, oct. 1879, p. 337.

[3] *Sammlung klinisch. Vorträge*, n° 87, 1875, p. 36.

[4] *Schmidt's Jahrbücher*, 1879, t. 183.

[5] *Prager med. Wochenschrift*, 1865, p. 1.

[6] Il nous a été malheureusement impossible de trouver des détails sur ce fait, cet ouvrage n'existant pas à la bibliothèque de la Faculté.

[7] *British med. Journal*, 1869, et *Jahrbuch für Kinderheilkunde* N. Folg, Leipzig 1878, Bud XII, p. 151.

relative du cancer stomacal aux différents âges de la vie,
ont voulu appuyer leur dire sur des chiffres, sont arrivés
à se faire une appréciation à peu près identique.

C'est Marc d'Espine qui, le premier, a senti le besoin
d'éclairer son opinion des lumières de la statistique,
en publiant son immense travail sur la mortalité dans le
canton de Genève [1]. En réunissant la statistique de Marc
d'Espine à la sienne, Lebert [2] est arrivé à rassembler
cent cinquante-neuf cas de cancer de l'estomac sur lesquels
il n'a trouvé qu'un cas survenu avant l'âge de trente ans.

Les chiffres fournis par Ott [3] et par Reichert [4] donnent
une proportion un peu plus considérable pour le jeune
âge; sur quatre cents cas environ obtenus en réunissant
les conclusions des deux auteurs ci-dessus, on trouve une
moyenne de 2 0/0 pour les cancers avant l'âge de trente
ans. Katzenellenbogen [5], sur soixante observations de
squirrhe de l'estomac, n'a relevé qu'un seul cas ayant
trait à un individu, âgé de moins de trente ans. Ce résultat
s'éloigne encore sensiblement de celui fourni par Lebert
et Marc d'Espine.

Le professeur Dittrich a publié dans la *Revue trimes-
trielle* de la Faculté de Prague [6] une remarquable étude
sur l'anatomie pathologique du cancer de l'estomac. Sur
cent soixante cas observés dans les hôpitaux de cette ville,
et dont il a pu faire l'autopsie, il n'a trouvé que deux indi-

---

[1] *Essai analytique de statistique mortuaire comparée.* — Genève et
Paris, 1858.

[2] *Maladies cancéreuses.* Paris, 1851.

[3] Thèse de Berne, 1867.

[4] Thèse de Berlin, 1868.

[5] *Essai statistique sur le cancer de l'estomac*, Thèse d'Iéna, 1878.

[6] *Prager Vierteljarschrift*, 1848, t. XVIII, p. 28.

vidus jeunes ; l'un était âgé de vingt-quatre ans, l'autre était une jeune fille de dix-neuf ans ; d'après Ebstein, ce fait serait le seul de ce genre qu'il ait jamais observé.

Enfin, dans ces dernières années, Lebert est venu compléter la série des recherches qu'il avait entreprises à Paris, et dont il avait consigné les résultats dans son traité classique des *Maladies cancéreuses*. Le savant professeur a dépouillé tous les cas de cancer de l'estomac qu'il a pu étudier depuis vingt-cinq ans dans sa pratique hospitalière, à Paris, à Zurich, à la clinique et à la polyclinique de Breslau. Il a obtenu ainsi [1] un chiffre de trois cent quatorze cancers stomacaux, sur lesquels il ne s'en trouve que trois ayant appartenu à des individus âgés de moins de trente ans. En réunissant à cette statistique celle précédemment citée de Marc d'Espine qui porte sur cent dix-sept observations, on trouvera que sur un total de quatre cent quarante et un cas, l'affection squirrheuse n'atteint la catégorie d'individus qui nous occupe, que dans une proportion inférieure à 1 0/0.

Ce résultat répond sensiblement à l'opinion exprimée par la majorité des cliniciens, touchant la fréquence relative du cancer de l'estomac aux différents âges de la vie. On conçoit donc facilement qu'un grand nombre d'auteurs aient cru ne devoir tenir aucun compte de chiffres aussi faibles, et que presque tous aient fait de la jeunesse la principale condition qui doit faire éliminer le cancer de l'estomac, dans le diagnostic différentiel de l'affection.

« Dans les cas douteux, dit Bamberger [2], lorsque l'on

---

[1] *Deutsches Archiv für klin. Medicin*, Bd. XIX, 1877, p. 515.
[2] *Loc. cit.*

ne peut arriver à poser le diagnostic, malgré les investigations les plus laborieuses, l'âge du patient est le principal moyen de déterminer la nature de la maladie. Plus le sujet est jeune, plus vous devez repousser l'idée du carcinome. - »

Niemeyer déclare pareillement [1] que dans les cas de diagnostic douteux, le cancer peut être exclu à coup sûr chez les jeunes sujets. Leube [2] ne pense pas autrement.

Le conseil est sage, et tout le monde en fait journellement l'application au lit du malade. Il conviendrait cependant, dans l'appréciation des divers éléments du diagnostic, de faire la part des exceptions, et de se garder de poser des règles absolues sur un terrain aussi délicat. Nous approuvons davantage la prudence de Damaschino [3], qui, tout en fixant à cinquante ans la moyenne des cas de cancer stomacal, s'empresse cependant de faire des réserves et ajoute qu'il ne faudrait pas croire pour cela que l'affection ne puisse pas se développer chez les jeunes gens. Loiseaux, qui s'est trouvé aux prises avec les difficultés de diagnostic du cancer latent [4], est tout aussi circonspect, et il cite à l'appui de son dire une observation de carcinome de l'estomac, empruntée à la clinique de Bucquoy, et concernant une jeune femme de vingt-cinq ans.

Rühle a publié, il y a quelques années, un judicieux article sur le diagnostic du carcinome stomacal [5], dans

---

[1] *Pathologie interne*, 1865, t. I, p. 595.
[2] *Ziemssen's Handbuch.*
[3] *Maladies des voies digestives.* Paris, 1880.
[4] Thèse de Paris, 1875.
[5] *Deutsche med. Wochenschrift*, 1877, p. 157.

lequel il s'est attaché à démontrer le peu de valeur de chacun des signes classiques de la maladie pris isolément. Il fait preuve d'un scepticisme aussi absolu à l'égard des renseignements fournis par l'âge du malade, et ne fait aucune difficulté de jeter par-dessus bord cet élément de diagnostic. « Quant à l'âge de quarante ans, traditionnellement assigné, dit-il, au cancer de l'estomac, il ne peut fournir aucun aide sérieux aux investigations du médecin dans les cas douteux, puisqu'il est avéré que l'affection peut se rencontrer à l'âge de vingt ans. »

Scheffer, de Strasbourg, à l'occasion d'un cancéreux de quatorze ans, dont nous citons plus loin l'observation, a fait quelques recherches au sujet de l'âge [1]. Il a acquis la certitude que la dégénérescence de l'estomac pouvait se rencontrer à toutes les époques de la vie.

Enfin M. Bard, dans une récente communication à la Société des sciences médicales [2] au sujet de deux malades âgés de vingt-huit ans, signalait les points les plus saillants de l'histoire du cancer précoce de l'estomac. Ce sont ces deux observations, ainsi que les réflexions qui les ont accompagnées qui ont été le point de départ de ce travail.

Telle est, en substance, l'opinion de la plupart des auteurs qui ont traité du carcinome. Relativement au plus ou moins de fréquence de la maladie suivant l'âge des individus, leur sentiment ne s'éloigne pas sensiblement de celui professé par l'ensemble des praticiens. Quant à nous, nous partageons volontiers la manière de voir de

[1] *Jahrbuch für Kinderheilkunde*, Leipzig, t. XV, 1880.
[2] Bard. Note sur deux cas de cancer précoce de l'estomac. *Lyon Médical*,

Rühle, qui nous paraît la plus sage et la mieux avisée. Il nous semble, comme à lui que l'on tend à s'exagérer la rareté du cancer de l'estomac chez les jeunes gens, et qu'il y aurait tout avantage, au point de vue clinique, à revenir à une appréciation plus exacte des faits.

Il nous est malheureusement impossible de citer aucune statistique personnelle sur ce sujet; mais si l'on tient compte du nombre relativement considérable de ces affections qui sont méconnues pendant la vie, comme on le verra par la suite, il est permis de supposer que la proportion des cancers précoces est bien plus élevée que les chiffres ci-dessus ne semblent l'indiquer. La pratique civile dans laquelle l'absence habituelle d'autopsies ne permet pas de rectifier les erreurs de diagnostic, doit surtout être riche en faits de ce genre qui restent méconnus. Ce sont ces causes d'erreur que nous nous sommes attaché à mettre en évidence dans les pages qui suivent; mais on peut déjà retenir de ce qui précède que dans un cas douteux, le jeune âge du malade ne saurait jamais être un motif sérieux pour exclure le cancer de l'estomac.

CHAPITRE II

PATHOLOGIE

On ne s'attend certainement pas à trouver dans ce
chapitre l'histoire d'une affection nouvelle et entièrement
distincte de celle du classique cancer de l'estomac, tel qu'il
est décrit dans les livres de pathologie médicale. La forme
que nous étudierons ici particulièrement, n'étant elle-
même qu'une des manières d'être de la maladie cancéreuse, ne saurait se présenter sous des signes absolument
pathognomoniques, qui en feraient une entité morbide complètement séparée du type primitif. Le carcinome précoce,
comme il paraît résulter de la lecture de nos observations,
n'emprunte, au contraire, sa physionomie particulière
qu'à de simples modifications dans le degré de fréquence
ou d'intensité de tel ou tel symptôme, et surtout à des
anomalies assez marquées dans sa marche et dans sa
durée. La aussi, et plus souvent encore que chez les
vieillards, on a l'occasion de constater la prédominance

excessive de quelques signes cliniques devant lesquels les autres caractères de la maladie s'effacent ou passent inaperçus. L'attention du médecin se porte alors sur les organes voisins, ou tout au moins s'écarte-t-elle de l'idée d'une dégénérescence stomacale, et cela d'autant plus volontiers que le jeune âge du malade semble justifier suffisamment cette manière de voir.

Aussi les erreurs de diagnostic ne sont-elles pas rares dans les cas de ce genre, et dans les faits dont nous donnons plus loin le relevé, on pourra voir bon nombre d'observateurs avoir pris le change et persévéré dans leur illusion, les uns jusqu'à la mort du patient, les autres jusqu'à ce qu'un signe évident et caractéristique de l'affection les remît dans la bonne voie.

Nous devons maintenant entrer dans quelques détails sur la pathologie du cancer de l'estomac. Pour mettre plus d'ordre et de clarté dans cet exposé, nous passerons successivement en revue tous les caractères cliniques et anatomiques du carcinome stomacal classique, recherchant avec soin, pour chacun d'eux, les modifications de forme, de fréquence, ou d'intensité qu'ils peuvent présenter lorsqu'ils se rencontrent chez les jeunes gens.

Nous n'insisterons pas sur la période du début, qu'il est fort difficile de limiter et de définir exactement, parce qu'elle se compose le plus souvent de troubles dyspeptiques mal définis. On peut d'ailleurs se demander à ce sujet si ces désordres prémonitoires ont joué le rôle de cause déterminante de la maladie, ou s'ils n'en sont que les manifestations hâtives, et lui appartiennent véritablement.

La *perte de l'appétit* est certainement le plus variable et

le plus vague des symptômes principaux du cancer de
l'estomac ; c'est en même temps un de ceux qu'il est le
plus constant d'observer. Lebert a noté une abolition
complète de l'appétit chez les deux tiers des malades.
Brinton a trouvé une proportion encore plus considérable.
Mais, comme le fait observer l'auteur anglais [1], c'est là un
phénomène tardif, et qui ne prend habituellement de la
valeur qu'autant qu'il est très marqué dès le début, ou
qu'il est suivi à brève échéance des autres signes caractéristiques de la dégénérescence, douleur violente, vomissements, cachexie. L'anorexie est alors utile surtout pour
distinguer le cancer de l'ulcère de l'estomac, où l'appétit
est généralement conservé. Brinton ajoute même que,
toutes choses égales d'ailleurs, ce symptôme est plus
caractérisé chez les sujets encore jeunes.

Cette affirmation n'est peut-être pas d'accord avec le
résultat de nos recherches sur ce point. Dans la moitié
des faits que nous avons relevés, et où ce détail a été noté,
nous voyons, en effet, que l'anorexie n'a été constatée
que dans le courant des cinq dernières semaines, ou mieux,
du dernier mois de la maladie. Dans quatre de nos observations, l'appétit s'est même conservé excellent jusqu'à la
période ultime du cancer. Dans l'une il s'agit d'un soldat
que l'on croyait atteint de ver solitaire, et qui fut pour-
suivi jusqu'à sa mort par une faim canine (obs. XVII). Cette
dernière particularité était bien faite pour encourager les
médecins à maintenir ce diagnostic erroné. La seconde
observation de ce genre est celle d'un jeune homme de
dix-sept ans, qui conserva son appétit jusqu'à la fin, et

____
[1] *Loc. cit.*, p. 258.

qui fut traité par M. Brouardel pour une obstruction intestinale. Les deux autres cas se rapportent, l'un à une jeune femme enceinte, l'autre à un soldat chez lequel Broussais crut reconnaître une cirrhose. Il est assez curieux que ces quatre faits aient été tous les quatre l'occasion de grosses erreurs de diagnostic, et il est permis de supposer que l'anomalie qu'ils ont présentée au point de vue de l'un des symptômes les plus constants du cancer, a pu contribuer à égarer l'esprit des observateurs.

Quant à la cause elle-même de cette persistance de l'appétit dans une affection où il fait habituellement défaut, nous avons essayé de la chercher dans un état anatomique particulier des membranes de l'estomac. Il nous a paru, en effet, que dans ces cas anormaux, la muqueuse gastrique avait été trouvée à l'autopsie, dans un état d'intégrité à peu près complet, et qu'on n'avait eu affaire qu'à des tumeurs relativement peu développées. Pour ce qui est de l'ulcération ou de la non-ulcération du carcinome, dans ces cas anormaux, nous ne sommes arrivé qu'à des résultats contradictoires. Il en est de même de la diarrhée qui, suivant quelques auteurs, et notamment M. le professeur Tripier, est souvent une cause d'anorexie. D'ailleurs, ces recherches portent sur un trop petit nombre de faits, pour qu'il soit permis d'en tirer quelque conclusion valable.

Le reste de nos observations semble rentrer dans la loi commune ; l'appétit a disparu, ou au moins diminué notablement, six mois à un an avant l'apparition des symptômes avérés de la dégénérescence cancéreuse. Il faut néanmoins faire ici la part de l'alcoolisme qui est noté dans un certain nombre de cas, et qui semble avoir joué un rôle indiscutable dans l'étiologie des troubles digestifs du début.

Somme toute, si l'on se rappelle les exemples que nous venons de donner, on peut voir que l'appétit, au lieu de disparaître brusquement et hâtivement chez les jeunes gens, paraît se maintenir bien plus longtemps que chez les autres malades, et que ce signe ne pourrait fournir aucun renseignement sérieux pour la recherche de la maladie.

Douleur. — Les cliniciens sont d'accord pour donner une grande signification à la douleur dans le cancer de l'estomac. Gaillardon, qui a fait une étude approfondie de ce symptôme [1], décrit minutieusement tous ses caractères, et déclare que c'est un signe à peu près constant de la maladie. Il va même jusqu'à affirmer que la douleur se rencontre toujours dans le carcinome du pylore, et qu'elle fait habituellement défaut lorsque la dégénérescence siège sur tout autre point de l'organe. Nous ne nous arrêtons pas à discuter ce que cette opinion peut présenter de trop exclusif, et nous chercherons plutôt quels peuvent être les caractères distinctifs de ce symptôme dans la maladie qui nous occupe.

Suivant les auteurs, le principal caractère de la douleur serait d'être lancinante, et le malade éprouverait la sensation de coups de canif incessamment répétés. D'autres fois, c'est une sensation de broiement et de déchirement intérieurs ; souvent aussi le mal est plus sourd, c'est un sentiment de brûlure, de constriction autour de la taille,

---

[1] *De la douleur dans le cancer de l'estomac.* Thèse de Paris, 1875.

ou simplement de pesanteur dans l'estomac, de gonflement ou d'oppression après l'ingestion des aliments. On a remarqué cependant que, contrairement à ce qui se passe dans l'ulcère, l'introduction dans l'estomac d'aliments même solides, ne réveille pas, ou n'augmente pas forcément la douleur, et que celle-ci reste indépendante du travail de la digestion.

Si chacun de ces caractères était pathognomonique de la dégénérescence stomacale, il serait difficile de ne pas voir un cancer de l'estomac chez tous les malades qui se présentent avec une affection gastralgique quelconque. Aussi ne nous attarderons-nous pas à des subtilités de séméiotique, nous bornant à rechercher si la douleur a présenté dans les faits que nous étudions quelque anomalie de fréquence ou d'intensité.

A ce sujet, on trouve dans quelques ouvrages, et notamment dans le livre de Brinton, cette opinion que la douleur est habituellement plus intense chez les jeunes sujets, et cela parce qu'ils sont plus particulièrement exposés aux formes encéphaloïdes, à marche rapide, formes qui entraînent des désordres locaux considérables. Cette affirmation peut sembler d'autant plus singulière que les auteurs ne se sont guère préoccupés du cancer des jeunes gens que pour en contester l'existence ; aussi avons-nous voulu chercher si elle était en rapport avec les faits consignés dans notre travail.

Nous avons trouvé des renseignements sur le symptôme douleur dans vingt de nos observations ; or il se trouve que, sur ce nombre, la douleur n'a été notée que onze fois comme ayant présenté une intensité assez marquée, et une durée assez considérable pour attirer l'atten-

tion des médecins. Six fois au contraire elle était fort
atténuée et ne s'était montrée que les derniers jours de la
maladie. C'est le fait, en particulier, d'un garçon de dix-
sept ans, l'un des plus jeunes précisément de ceux dont
nous ayons rapporté l'histoire. On verra un peu plus loin
(obs. XIX) que cet enfant n'avait jamais éprouvé de
douleurs ni spontanées ni à la pression, et que ce fut
seulement la veille de sa mort que la sensibilité à l'épigastre apparut pour la première fois. Enfin nous avons
relevé trois cas où la douleur ne fut constatée à aucune
époque de la maladie.

Un seul de nos faits nous a semblé justifier l'opinion
émise par Brinton au sujet de la douleur excessive éprou-
vée par les jeunes sujets. Il s'agit d'un jeune homme de
vingt-deux ans dont Andral a raconté l'histoire dans ses
cliniques [1] et qui commença à éprouver des douleurs lancinantes à la région épigastrique trois ans avant sa mort.
Pendant la dernière année de la maladie, ce symptôme
avait acquis une intensité effrayante et le patient était
tombé au dernier degré du marasme. Andral, qui fut aussi
frappé de cette circonstance, se demande s'il ne faudrait
pas se l'expliquer par l'impressionnabilité plus vive du
système nerveux chez les individus jeunes. Cette interprétation ne nous semble peut-être pas suffisante, et nous
nous y arrêtons d'autant moins que nous n'avons rien
noté de semblable dans nos autres observations.

Chez un autre de nos malades que nous avons eu sous
nos yeux (obs. XVIII), la douleur avait pris des proportions épouvantables, et le patient se tordait dans son

---

[1] *Clinique médicale*, t. IV, p. 4, 1831

lit dans des souffrances atroces. Nous trouvâmes à l'autopsie une vaste ulcération de la région pylorique qui avait même abouti à une perforation ; c'est à ce travail ulcératif qu'il faut sans doute attribuer les douleurs excessives qu'avait présentées ce malade.

Le plus souvent, la douleur a pu être rapportée à un processus inflammatoire ayant son siège dans le péritoine, et principalement à la péritonite sèche. Dix fois, nous avons trouvé à l'autopsie, chez des sujets qui avaient accusé de vives douleurs pendant la vie, des traces de péritonite sèche, et des adhérences de la tumeur aux organes voisins. On sait que cette forme de péritonite est généralement plus douloureuse que celles qui s'accompagnent d'épanchements.

Il est regrettable, à ce point de vue, que l'observation d'Andral, ne contienne pas de renseignements sur l'état anatomique de la séreuse abdominale.

L'ingestion des aliments ne paraît avoir joué aucun rôle, comme cause déterminante de la douleur, dans la presque totalité des observations.

Quant à la forme encéphaloïde que l'auteur anglais dit avoir rencontrée plus fréquemment chez les jeunes sujets, et qui serait cause, suivant lui, de ces douleurs exagérées, on verra un peu plus loin qu'elle ne se trouve dans ces cas que d'une manière exceptionnelle, autant du moins qu'il est permis de l'affirmer d'après les comptes rendus souvent incomplets des autopsies et des examens microscopiques.

Ainsi, à part deux cas où les phénomènes douloureux revêtirent une intensité exceptionnelle, on peut dire que ce symptôme est, au contraire, plus tardif et moins

prononcé chez les jeunes sujets que chez les cancéreux d'un
âge plus avancé.

Le *vomissement* est déjà un indice plus précis de la dégénérescence de l'estomac ; il peut nous fournir d'utiles
renseignements soit par la manière dont il se produit, soit
par la nature des matières qui le composent. Il se rencontre
à peu près dans les six septièmes des cas, suivant Lebert,
et on est généralement d'accord pour expliquer sa présence
ou son absence par l'intégrité ou par la lésion de l'orifice
pylorique, malgré que cette opinion soit infirmée par des
résultats contradictoires. Il faut tenir compte également de
l'excitation produite sur l'estomac par l'existence d'un
dépôt néoplasique à la surface ou dans le tissu même de
ses membranes, et surtout de l'irritation inséparable du
ramollissement et de l'ulcération de la tumeur ; finalement
on a incriminé la paralysie par inflammation, ou plutôt
l'absence de contraction de la tunique musculaire qui
résulte souvent elle-même de la dilatation de l'estomac.

Ce qu'il importe davantage de rechercher, c'est l'époque
à laquelle peuvent paraître les vomissements. Habituellement ce n'est guère qu'au bout des deux ou trois premiers
mois de la maladie qu'on les voit survenir pour la première
fois, et il est d'usage qu'ils augmentent de fréquence jusqu'à la dernière période. Cette apparition n'est soumise à
aucune règle non plus que la marche progressive du
symptôme ; celui-ci peut être modifié, du reste, dans son
évolution, par le fait de l'alimentation, du traitement, ou
bien aussi, comme on peut l'observer, d'une dilatation de
l'estomac, circonstance éminemment propre à diminuer la
fréquence du vomissement.

Nous ne voulons pas entrer dans la discussion de ces divers problèmes de la pathogénie du vomissement; nous ne rechercherons pas non plus s'il peut y avoir quelque relation entre l'instant où il survient par rapport au moment de l'ingestion des aliments, et le siège de la lésion ; mais nous nous bornerons, suivant le plan que nous nous sommes tracé, à noter son degré de fréquence ainsi que les autres particularités qu'il a pu présenter dans nos diverses observations.

Le vomissement s'est rencontré dans la majeure partie des cas que nous avons examinés, c'est-à-dire que nous l'avons trouvé vingt et une fois sur vingt-sept, et, dans chacun de ces cas, le siège de la lésion nous a paru avoir une influence considérable sur l'apparition de ce symptôme. Dix-neuf fois sur vingt, en effet, nous avons eu affaire à des tumeurs du pylore et une fois à une tumeur du cardia qui s'accompagnaient d'un certain degré de rétrécissement de l'orifice correspondant. Une seule fois le vomissement a été noté chez un individu dont le pylore était indemne, le néoplasme étant à peu près limité aux parois; mais, dans ce cas (obs. III), cette exception apparente à la règle ordinaire pouvait, dans une certaine mesure, trouver son explication dans les antécédents du malade, alcoolique avéré, et sujet depuis très longtemps à des troubles gastriques de toute espèce.

Nous venons de constater que les vomissements alimentaires avaient manqué six fois sur vingt-sept. Si l'on cherche à se rendre compte de ce fait, on voit que quatre fois on n'avait affaire qu'à des cancers des parois stomacales, et spécialement dans le voisinage de la grande courbure. Une autre fois le malade mourut sans avoir

jamais rejeté les matières ingérées non plus que les liquides
pathologiques sécrétés par l'estomac, et cependant on
trouva à l'autopsie une tumeur volumineuse du cardia. Mais
le docteur Byrom Bramwell, à qui appartient cette observation, fait remarquer judicieusement la singulière disposition du néoplasme et sa situation au-dessous de l'orifice cardiaque; celui-ci était fermé comme par une soupape
(obs. XV) s'opposant complètement à l'expulsion des
aliments par l'œsophage. Enfin, dans le sixième cas où les
vomissements ont manqué, il s'agissait cependant d'un
carcinome volumineux et ulcéré du pylore; mais on ne
dit pas (obs. IV) si l'orifice a été trouvé rétréci. C'est
d'ailleurs, comme on le voit, le seul fait sur les vingt-
sept observations que nous avons analysées, qui ne soit
pas d'accord avec l'opinion communément admise touchant l'influence du siège de la lésion sur la production
du vomissement.

Nous n'avons rien trouvé de constant quant à l'époque
de la première apparition de ce symptôme. Dans la moitié
des cas environ, le vomissement a été observé de bonne
heure, au début même de la maladie, mais toujours avec
une intensité médiocre. Ce n'est que lorsque l'affection
approchait de la dernière période que l'intolérance gastrique s'affirmait par ces nausées et ces vomissements
incessants qui achèvent de plonger dans le marasme le
patient déjà épuisé par les progrès de la cachexie. D'autres
fois, mais plus rarement, le vomissement ne s'est montré
que quelques semaines après les autres symptômes du
squirrhe, et, dans certains cas, il n'a précédé que de peu de
jours la terminaison fatale. Pour ce qui est de la nature des
matières rejetées, il s'agissait le plus souvent d'aliments

solides et liquides ; les vomissements bilieux ou pituiteux
sont bien moins fréquents ; ils s'observent surtout au début,
le matin à jeun, et cela le plus souvent chez les alcooliques ; cette circonstance étiologique enlève au phénomène
du vomissement une grande partie de sa signification. Il
est bien entendu qu'il n'est pas question ici de l'hématémèse.

.ll nous reste à signaler une forme particulière de vomissement, sur laquelle Chesnel a déjà attiré l'attention [1], et
qui présente un grand intérêt au point de vue clinique.
Nous voulons parler des vomissements incessants que l'on
observe dans certains cas et qui résistent indéfiniment à
toute espèce de médication. Lorsqu'ils surviennent chez
des femmes enceintes, rien n'est plus facile que de les
mettre sur le compte de la grossesse. Nous rapportons
plus loin quatre de ces curieuses observations, où des
praticiens fort distingués se crurent en présence de vomissements incoercibles, liés à la grossesse, et où l'on pratiqua,
après consultation, l'avortement provoqué pour débarrasser l'utérus gravide du produit de la conception. Ce
ne fut guère qu'à l'autopsie que l'on reconnut la véritable
cause de ces vomissements, dont la fréquence ne paraît
pas avoir été influencée, du reste, par l'intervention
obstétricale.

Hémorragies. — Tant qu'ils ne sont pas noirs, les
vomissements ne sauraient avoir une valeur pathognomonique absolue, en tant que symptôme isolé ; mais lorsque,
la maladie suivant son cours, ils prennent peu à peu la.

[1] Thèse de Paris. 1877.

teinte de suie délayée, ou plutôt de marc de café, ils deviennent un des signes les plus importants du cancer.

Il est rare qu'on y trouve le sang pur et reconnaissable à l'œil nu ; il se fait plutôt un simple suintement hémorragique à la surface de la tumeur, qu'un abondant et subit écoulement de sang. C'est là, du moins, ce qu'on peut observer au début.

Plus tard, lorsque le travail de ramollissement et d'ulcération a envahi les vaisseaux de la masse cancéreuse, le sang apparaît alors en quantités considérables dans les vomissements. L'hémorragie est souvent augmentée encore par la présence d'excroissances et de fongosités très vasculaires développées dans le voisinage de la tumeur. Ce phénomène ne se produit guère que dans les dernières périodes de la dégénérescence, et l'on comprend facilement la haute importance pronostique qu'il présente, surtout si l'on tient compte de l'affaiblissement où se trouve le malade par le fait des pertes de sang précédentes.

La thrombose est aussi, comme on sait, une des circonstances étiologiques les plus favorables à la production des hémorragies ; il faut regretter que les comptes rendus des autopsies ne donnent pas de renseignements sur l'état anatomique des vaisseaux de la tumeur et de son voisinage.

On sait, de plus, que les matières rejetées contiennent, indépendamment des éléments sanguins, des végétations parasitaires qui ont été décrites sous le nom de sarcines, et qui ne sont même pas spéciales à la cavité gastrique. Plus exceptionnellement on y rencontre des cellules dites cancéreuses, et depuis Leube on a employé quelquefois

dans les cas douteux le lavage de l'estomac pour
s'assurer de leur présence dans les produits de sécrétion.
Mais c'est là un signe tardif qui ne peut forcément se
manifester qu'à une époque avancée de l'affection, lorsque tous les autres symptômes se sont déjà produits ; sa
recherche est aussi des plus laborieuses et nous l'avons
rarement noté dans nos observations.

Il est de vérité banale qu'il faut se méfier des hématémèses abondantes et répétées dans lesquelles le sang est
rejeté presque pur et rutilant. Ces hémorragies se rencontrent plus souvent dans l'ulcère de l'estomac que dans
le cancer où le vomissement est le plus souvent constitué
par un mélange de mucosités, de débris alimentaires et
de sang noir en très petite quantité. Cette règle n'est
cependant pas sans souffrir quelques exceptions, et c'est
pour l'avoir appliquée avec trop de rigueur que l'on mé-
connut l'existence du carcinome, chez un jeune homme de
vingt-sept ans, dont M. Cordier, chirurgien des hôpitaux,
a bien voulu nous communiquer l'intéressante histoire.

Il ne faut pas oublier non plus que l'hémorragie ne se
traduit pas toujours par le vomissement, et qu'on s'expose
à la méconnaître fréquemment en négligeant d'examiner
les garde-robes.

Quoi qu'il en soit, l'hématémèse ou le mélæna, lorsqu'ils
se présentent dans les conditions que nous venons de rappeler, n'en constituent pas moins un signe d'une valeur
presque absolue du carcinome stomacal. Malheureusement
il est loin d'exister dans tous les cas, on ne le trouve
guère, suivant Lebert, que dans la moitié des cas environ, et Brinton ne l'a constaté que 42 fois sur 100.

Chez nos malades, ce symptôme a manqué encore plus

souvent; nous comptons vingt cas sur vingt-sept, c'est-à-dire plus des deux tiers, où il a fait tout à fait défaut. Dans ces vingt observations, la tumeur n'était pas ulcérée à l'autopsie, sauf dans un cas où le cardia présentait une large ulcération ; mais là on trouva l'orifice pylorique parfaitement libre, et l'on peut supposer que le sang épanché a pu être évacué dans les selles, et échapper de la sorte à l'attention des observateurs.

Ce qui semble aussi confirmer l'importance séméiotique de l'hématémèse, c'est que, sur les vingt observations où elle a fait défaut, nous en trouvons quatorze où la véritable affection fut méconnue. Dans les six autres cas le diagnostic exact put être posé parce qu'on était en présence de malades réunissant à peu près tous les autres signes de la dégénérescence.

Quatre fois aussi l'hémorragie n'apparut que tardivement ; une fois la veille, une autre fois l'avant-veille, et deux autres fois de six à huit jours seulement avant la terminaison fatale. Dans chacun de ces cas, la maladie fut aussi méconnue, du moins jusqu'à l'apparition de l'hématémèse ou des mélæna ; ce qui permet de dire que, dix-huit fois sur vingt-quatre, le diagnostic fut erroné dans les cas où les symptômes d'hémorragie firent défaut.

Chez trois malades, l'hémorragie se manifesta de bonne heure et permit de se prononcer sans trop de difficulté sur la nature de l'affection ; chez l'un d'eux cependant, les vomissements noirs prirent une telle intensité que l'on crut devoir opiner pour l'ulcère rond, de préférence au cancer.

En résumé, on peut voir que, dans les faits que nous étudions, l'hémorragie ne s'est montrée que très rarement dans le courant de la maladie, et qu'étant donnée l'importance exceptionnelle de ce phénomène comme symptôme, son absence ou sa tardive apparition ont eu des conséquences fâcheuses au point de vue du diagnostic.

Tumeur. — Ce n'est qu'à une période relativement avancée de son développement que le cancer de l'estomac se manifeste sous la forme d'une tumeur ; on comprend toute l'importance de ce signe qui constitue avec le vomissement « marc de café » la vraie base du diagnostic, et dont la recherche exige souvent de longues et patientes investigations. Traube a indiqué tout le parti qu'on pouvait tirer dans cette circonstance de la percussion méthodiquement pratiquée, et, dans quelques-uns de nos faits, nous avons vu ce moyen venir heureusement en aide à la palpation.

C'est communément à l'épigastre, surtout dans sa moitié droite, qu'il convient de rechercher la présence de la tumeur caractéristique ; celle-ci ne se rencontre que rarement à gauche de la ligne médiane, la lésion siégeant bien plus fréquemment au pylore qu'au cardia. On conçoit que ce fait de l'existence d'une tumeur dans le voisinage du lobe gauche du foie puisse être l'origine de méprises, surtout lorsque les signes plessimétriques n'ont pas permis de reconnaître une zone sonore entre cet organe et la tumeur d'origine suspecte. C'est ainsi que dans une observation que M. Gignoux a bien voulu nous communiquer, la tumeur, déjà peu accessible à cause d'une ascite concomitante, fut considérée comme appartenant au bord inférieur du foie.

« On rencontre rarement, dit Brinton, des tumeurs

cancéreuses mobiles, et surtout susceptibles d'une mobilité assez grande pour qu'on puisse les voir occuper différents points de la cavité abdominale. Je n'en ai réuni que trois ou quatre cas ; toujours la tumeur était de nature squirrheuse, occupait le pylore et se rencontrait chez des femmes. » Nous citons un peu plus loin (obs. XXII) une observation où ce phénomène existait au plus haut degré, et que nous avons empruntée à Leube. Le néoplasme était un carcinome, et il appartenait à un homme de vingt-cinq ans. Il importe aussi de se rappeler que la tumeur stomacale peut présenter des pulsations, c'est-à-dire être située de manière à recevoir et à transmettre l'impulsion aortique. Chez un de nos malades dont l'histoire (obs. VIII) est racontée par Griswold, ces pulsations avaient induit les médecins en erreur, au point de leur faire porter le diagnostic d'anévrysme.

Les auteurs sont d'accord pour admettre que la tumeur est un des signes les plus constants du squirrhe du ventricule. On doit la trouver environ quatre-vingts fois sur cent, ou au moins dans les deux tiers des cas, suivant Lebert. Sur ce point, nos résultats s'éloignent considérablement de la règle commune, et les cas où ce symptôme a pu être perçu sont, au contraire, en minorité.

La présence de la tumeur n'a été effectivement constatée que onze fois sur vingt-cinq. Sur ces onze observations où la tumeur était accessible à la palpation, il y eut néanmoins trois erreurs de diagnostic. Dans un cas, ce symptôme existait seul avec les vomissements, et le sujet étant exceptionnellement jeune (dix-sept ans), on crut avoir affaire à des matières stercorales ; chez les deux autres malades, et pour les raisons que nous venons d'expliquer tout à l'heure, l'affection fut prise dans un cas pour un anévrysme, dans l'autre pour un cancer du foie.

Ce qui semble prouver d'une manière bien nette l'importance fort naturelle d'ailleurs qu'on attache ordinairement à la présence de la tumeur, c'est que dans les quatorze observations où celle-ci fit défaut, nous avons relevé également quatorze erreurs de diagnostic. Trois fois cependant cette erreur put être rectifiée à la fin de la maladie, lorsqu'on eut fait disparaître une ascite qui avait jusque-là empêché toute exploration sérieuse de la région épigastrique. Parmi les causes qui ont pu cacher la présence du néoplasme, nous trouvons une fois l'anasarque des parois abdominales, cinq fois l'ascite, trois fois la grossesse, et une fois l'ascite et la grossesse réunies; dans les autres cas, on peut invoquer le siège de la lésion au cardia ou à la petite courbure, le petit volume de la tumeur et sa disposition en nappe dans les parois de l'estomac.

D'après les résultats numériques que nous venons d'exposer, il ne paraît pas qu'on puisse compter sérieusement sur les signes fournis par la tumeur pour la recherche du carcinome chez les jeunes gens. Cette particularité doit rester présente à l'esprit des observateurs, afin qu'ils soient prémunis contre les erreurs pouvant résulter de ce fait.

On comprend en effet, que cette absence de la tumeur à la palpation a d'autant plus de chances de faire écarter le diagnostic de squirrhe, que le jeune âge du malade laisse déjà difficilement admettre cette hypothèse.

Cachexie. — Sous ce titre, nous comprenons l'ensemble des symptômes, tels que l'amaigrissement et le teint jaune-paille qui contribuent à donner au cancéreux sa physionomie spéciale.

C'est surtout le changement de coloration de la face qui est le plus remarquable ; cette coloration peut d'ailleurs présenter les nuances les plus variées. Tantôt c'est une simple décoloration, à la façon de celle qui succède à l'hémorragie, tantôt c'est une teinte jaune-paille qui se rapproche de celle de la chlorose, tantôt enfin c'est un ictère pâle et terreux ; mais les sclérotiques conservent alors leur aspect ordinaire. La jaunisse véritable se rencontre cependant quelquefois, mais cela suppose des complications du côté du foie.

Cet aspect cachectique se présente presque constamment chez les vieillards atteints de squirrhe du ventricule, et les auteurs lui ajoutent une grande importance. Brinton l'a trouvé à peu près 95 fois sur 100, et Lebert 33 fois sur 36. Si l'on veut même ne tenir compte que des cas où la coloration jaune-paille était bien caractéristique, celle-ci doit exister dans les trois quarts des cas.

Ce serait s'exposer à de fréquentes méprises que de croire ce symptôme aussi accusé et aussi constant chez les individus jeunes. Sur vingt-cinq observations où l'aspect extérieur du malade a été noté, nous n'avons trouvé que huit fois le faciès nettement cachectique. Dans neuf cas, on n'avait constaté qu'une simple pâleur de la face, avec décoloration des muqueuses, telle qu'on l'observe dans la chlorose, et à la suite d'hémorragies répétées. Ce symptôme a paru évidemment trop peu marqué aux observateurs, pour attirer leur attention sur la possibilité du cancer ; car ces neuf cas de cachexie légère ont donné lieu à huit erreurs de diagnostic.

Il semble, au contraire, qu'on ait utilisé avec plus de soin le renseignement fourni par le teint jaune-paille, ou jaune terreux des malades, car, sur les huit cas où cette particularité a été observée, la véritable maladie n'a été méconnue que quatre fois.

Dans un certain nombre de faits où le teint cachectique était très prononcé, le foie présentait des traces nombreuses et évidentes de la dégénération cancéreuse; on peut se demander si les lésions de cet organe n'ont pas pu contribuer, dans une certaine mesure, à la production de la coloration caractéristique.

Nous avons recherché si l'hémorragie pouvait être incriminée comme cause déterminante de la cachexie spéciale; mais nous avons déjà signalé la rareté de ce phénomène dans la maladie qui nous occupe; et d'ailleurs il ne s'est jamais produit qu'à une époque tardive, et ultérieure aux manifestations de la cachexie.

L'amaigrissement, en revanche, a été noté comme un symptôme précoce et à peu près constant dans nos observations. Nos malades cependant ne paraissent pas, en général, être arrivés à ce degré d'émaciation que l'on constate chez les vieux cancéreux.

Il semble rationnel d'expliquer cette différence par le fait de la plus grande résistance que des individus encore jeunes peuvent opposer aux progrès de la cachexie, et surtout, comme nous pensons l'avoir démontré, par cette particularité que chez eux l'appétit se conserve habituellement jusqu'aux dernières périodes de la maladie. De plus, la dénutrition n'a pas le temps de s'effectuer aussi complètement que chez les vieillards, le cancer évoluant en général avec plus de rapidité dans la jeunesse qu'aux époques plus avancées de l'existence, comme nous le verrons plus loin.

L'état des forces suit naturellement la déchéance musculaire ; mais là encore il faut faire de nombreuses exceptions, et bon nombre de malades sont arrivés presque à la période ultime de la maladie, ayant conservé à peu près toute leur vigueur.

État fébrile. — La fièvre se rencontre rarement dans le cancer de l'estomac, à moins, disent les auteurs, qu'il ne survienne quelque complication phlegmasique, soit du côté de l'estomac lui-même ou des intestins, soit vers la cavité thoracique. Brinton pense néanmoins qu'en dehors de cette fièvre symptômatique de complications viscérales, il y a dans le cancer de l'estomac, surtout à sa dernière période, une sorte de réaction fébrile analogue à celle que produit l'inanition ou la fatigue excessive chez les sujets d'ailleurs bien portants. Ce serait, en somme, une fièvre d'épuisement qui témoignerait de l'altération de la constitution sous l'influence nocive de la maladie cancéreuse.

Cette hypothèse, en supposant toutefois qu'elle fût admissible, nous expliquerait peut-être pourquoi nous n'avons pas trouvé de trace de fièvre chez nos malades. Dans vingt cas, en effet, où les observations contenaient des renseignements sur ce point, on n'a relevé que trois fois des symptômes fébriles. Une fois (obs. XII), il s'agissait d'une jeune femme enceinte qui subit l'avortement provoqué, et qui trois jours plus tard fut prise de fièvre, avec anorexie, et élévation de la température (39° à 40°) ; il ne paraît pas douteux que l'intervention obstétricale ait été la seule et véritable cause de ce phénomène morbide, d'autant plus que la nécropsie démontra l'absence complète de phlegmasie viscérale, et que l'apyrexie avait été absolue jusqu'au moment de l'avortement. Le second fait est relatif à un soldat qui subit, pendant plusieurs jours, un traitement par les purgatifs répétés et les tænifuges (obs. XVII), et chez lequel on trouva, au bout de quelque temps, de l'accélération du pouls, et de la soif, sans que la température ait été notée. La fièvre accompagna, dans un troisième cas, une inflammation étendue des séreuses pleurale et péricardique.

Nous pouvons donc faire abstraction de ces trois faits ; il nous reste alors dix-sept cas où l'apyrexie a été absolue jusqu'à la fin. Ce qui semble donner tort à l'opinion peut-être trop théorique des auteurs, au sujet de la fièvre qui doit accompagner les complications viscérales, c'est que parmi ces dix-sept malades exempts de manifestations fébriles, un certain nombre ont présenté cependant à l'autopsie les lésions les plus variées soit du côté du péritoine, soit de celui des autres séreuses. Nous regrettons cependant de n'avoir pu trouver de détails sur la température d'une malade de Bettelheim (obs. XIX), qui contracta dans les derniers jours, une pneumonie et une parotidite suppurée.

Quant à l'opinion de Brinton touchant la nature de la fièvre qu'il a constatée chez ses cancéreux, les faits que nous venons d'exposer ne sauraient en infirmer la valeur. Si, en effet, la réaction fébrile doit être attribuée à l'épuisement de l'organisme, il ne serait pas surprenant qu'elle fît défaut chez les jeunes gens, qui conservent assez tard, nous l'avons vu, l'appétit et une vigueur relative.

Chez deux sujets, on a observé un abaissement thermique de cinq dixièmes de degré environ, au-dessous de la normale, pendant une période assez longue de la maladie. C'est la température sous-fébrile que Wunderlich et Baerensprung ont fréquemment rencontrée dans les affections cancéreuses du tube digestif, et qui peut être un bon signe dans les cas douteux; il est certain que ce phénomène aurait été relevé plus souvent, si l'on avait recueilli les tracés thermométriques pour chaque malade.

Quoi qu'il en soit, il faut noter avec soin cette absence complète d'état fébrile dans le cancer précoce; cette particularité mérite d'autant plus de fixer l'attention du clinicien, que l'âge du malade et aussi les formes anormales que présente fréquemment l'affection peuvent facilement causer des erreurs que l'examen de la température permettra quelquefois d'éviter.

Diarrhée et constipation. — L'état des selles est très variable dans le cancer de l'estomac; Trousseau et Brinton ont signalé ce fait que la constipation était ordinairement le premier phénomène observé, que la diarrhée lui était habituellement postérieure, et qu'elle était une des conséquences de l'ulcération. Plus tard, Leube a constaté qu'il n'y existait aucune règle à cet égard, et que ces deux symptômes pouvaient se présenter l'un après l'autre indifféremment dans le courant de la maladie.

Depuis, notre maître, M. le professeur R. Tripier, dans un mémoire lu à la Société des sciences médicales de Lyon, a démontré l'insuffisance de la théorie de Brinton pour expliquer le mode de production de la diarrhée dans l'affection cancéreuse. D'après ce travail[1] qui repose sur

____

[1] Étude clinique sur la diarrhée dans le cancer de l'estomac. *Lyon-Médical*, 1881.

l'étude consciencieuse de vingt-huit observations avec autopsie, et qui jette un nouveau jour sur la pathogénie de ce
phénomène, il semble que l'état des selles ou leur fréquence
ne sauraient dépendre du fait de la présence ou de l'absence de l'ulcération de l'estomac. Etant donné au contraire un certain état d'irritation, ou d'insuffisance fonc-
tionnelle de cet organe, et même des autres parties du
tube digestif, on comprend plutôt la production de la
diarrhée dans le cas où les malades continuent à prendre
des aliments, tandis que la constipation s'explique assez
naturellement lorsqu'ils mangent peu, ou s'ils vomissent
ce qu'ils mangent.

Bien que nous n'ayons nullement l'intention de nous
arrêter à la discussion de ces difficiles problèmes de
pathogénie, il n'est pas sans intérêt de voir jusqu'à quel
point le petit nombre de faits que nous possédons, s'accorde
avec ces différentes théories. Et d'abord, notons la fréquence bien plus considérable de la constipation que
de la diarrhée chez nos malades. L'état des selles a été
signalé seize fois, sur lesquelles on a trouvé onze fois de la
constipation, et une fois des alternatives de diarrhée et de
constipation. La diarrhée n'a été observée que quatre fois,
et encore faut-il éliminer de ce chiffre deux cas relatifs, l'un
au militaire que nous avons déjà cité et qui avait été purgé
à outrance, l'autre à un malade chez lequel il ne s'agissait,
à proprement parler, que d'évacuations alvines sanguino-
lentes à la suite d'hémorragies très abondantes. Dans les
deux autres cas où la diarrhée existait réellement (obs.
II et XII), on ne trouva pas de traces d'ulcération à l'autopsie ; d'autre part, ces deux malades avaient eu aussi
des vomissements pendant la vie, en même temps que de

la diarrhée, si bien que ces deux faits sont également né-
gatifs pour l'une et l'autre théorie.

Onze malades avaient présenté, avons-nous dit, durant
la majeure partie de leur affection, une constipation opiniâtre ; chez l'un d'eux on avait même cru à une obstruction intestinale. Tous avaient eu des vomissements ou
de l'anorexie, ce qui concorde parfaitement avec l'opinion
de M. le professeur Tripier. En revanche, on trouva chez
deux d'entre eux des ulcérations profondes et étendues du
pylore, allant jusqu'à la perforation, ce qui semble, de
plus, donner complètement tort à la théorie qui admet un
rapport de cause à effet entre l'ulcération et la diarrhée.

Somme toute, à notre point de vue particulier, nous
ne trouvons guère à relever dans cet examen de la fréquence des selles, reposant d'ailleurs sur un très petit
nombre de faits, qu'une prédominance assez marquée de
la constipation sur la diarrhée, et ce signe ne mérite peut-
être pas de nous attarder plus longtemps. En outre, il est
difficile de se faire une opinion lorsque les malades n'ont
pas été interrogés à ce point de vue, les symptômes
recherchés pouvant faire défaut par cette seule circonstance.

Ascite. — On ne peut pas avoir une idée précise
de la fréquence relative de ce symptôme chez les cancéreux ordinaires, et ceux d'un âge moins avancé, les
auteurs ne donnant aucun détail précis sur ce point. Il
nous semble cependant que les chiffres que nous avons
relevés dans nos observations doivent dépasser sensiblement ceux que l'on trouve dans les cas habituels de cancer.
Mais ce qui semble résulter clairement de la lecture des

ouvrages classiques, c'est que chez les vieillards l'ascite ne survient, à peu près constamment, que comme manifestation ultime de la cachexie ; chez nos malades au contraire, lorsque l'épanchement séreux s'est produit, il a toujours été observé au début ou au moins à une époque peu avancée de l'affection.

Ce phénomène a été noté cinq fois dans nos observations, et toujours le liquide était d'une abondance remarquable. L'examen nécropsique a permis, dans chacun de ces faits, d'établir un rapport étiologique entre l'épanchement et la généralisation du néoplasme dans les autres organes de la cavité abdominale. Quatre fois la dégénérescence avait envahi le péritoine, mésentère, épiploon, etc ; chez un autre sujet, le foie était farci de tumeurs nombreuses et volumineuses. Dans trois cas où la ponction fut pratiquée, l'épanchement était séro-sanguinolent, et l'autopsie révéla l'existence d'une carcinose péritonéale.

Ce qu'il y a de particulièrement intéressant dans l'histoire de ces cinq malades, c'est que l'ascite contribua doublement dans chacun de ces cas à égarer l'esprit des observateurs ; d'abord, d'une manière toute mécanique, en gênant l'exploration de la région épigastrique, et ensuite en attirant l'attention des médecins sur d'autres affections susceptibles de produire un épanchement péritonéal. Le caractère hématique, dans quelques cas, du liquide épanché est aussi une particularité très digne de remarque ; lorsqu'on le constate, c'est un signe de la plus grande valeur.

Un malade de Chesnel qui présentait un *hydrothorax* assez abondant en imposa également pour une pleurésie qui ne cessa d'occuper exclusivement les personnes qui l'examinaient, pendant que la dégénérescence de l'estomac restait méconnue. La pleurésie hémorragique se rencontra aussi chez un de nos cancéreux, qui était porteur d'une ascite de même nature, et due pareillement à la généralisation néoplasique. Ces six cas d'épanchement péritonéal et pleural ont donc donné lieu à six erreurs de diagnostic; c'est un fait dont il importe de tenir compte dans la recherche des causes de l'ascite.

Nous avons noté cinq fois l'*anasarque* et plus spécialement l'œdème des membres inférieurs; quatre fois ce phénomène s'était montré hâtivement avec les premiers troubles gastriques; dans un cas, il ne s'était produit que dans les dernières périodes de la cachexie, ce qui lui enlève une partie de sa signification spéciale. Une seule fois on a observé un œdème limité à la jambe gauche, avec caillots noirs et mous dans la veine fémorale du même côté à l'autopsie; mais il s'agissait d'une femme enceinte qui venait, de plus, de subir la grave opération de l'avortement provoqué. La *phlegmasia alba dolens* à laquelle Trousseau avait donné une importance séméiotique si considérable, ne paraît donc pas devoir jouer un rôle semblable dans le cancer précoce de l'estomac, puisque nous n'en avons pas trouvé de cas.

Marche et durée. — Nous avons déjà signalé, à propos de chacun d'eux, le degré de fréquence des symptômes propres à la dégénérescence carcinomateuse; nous ne reviendrons donc pas sur ce sujet. Quant à l'ordre dans lequel ils se succèdent pendant l'évolution de la maladie, il ne présente, à proprement parler, rien de différent de ce qu'on observe dans les cas classiques. Lorsqu'on trouve tous les signes du cancer stomacal au grand complet, l'affection débute par les troubles digestifs, la douleur, les vomissements, et l'amaigrissement, pour se continuer par les vomissements noirs, l'apparition de la tumeur, et la cachexie qui conduit elle-même rapidement à la terminaison fatale. Seulement ce qui bouleverse parfois tout le syndrôme clinique, c'est l'absence fréquente d'un ou de plusieurs des phénomènes importants de la maladie. Il est essentiel cependant d'être bien convaincu que ces lacunes de la symptomatologie qui sont l'exception dans le squirrhe des vieillards, sont plutôt la règle dans un âge moins avancé; il est plus fréquent, en d'autres termes, de constater chez un jeune homme atteint de cancer du ventricule l'absence de troubles digestifs, de vomissements, de tumeurs, ou d'hématémèse, que de trouver réunis chez lui tous ces symptômes de la dégénérescence. Quant aux signes qui font le plus souvent défaut, il résulte de nos recherches que c'est d'abord l'hématémèse, puis la tumeur, la diarrhée et la douleur dont l'absence a été le plus fréquemment observée. En tenant compte de l'absence de l'un ou de plusieurs de ces phénomènes, il est aisé de se figurer les nombreuses variétés de formes cliniques qui peuvent en résulter.

Pour ce qui est de la *durée* de l'affection, il est incontestable qu'elle est notablement plus courte chez les individus jeunes que dans la vieillesse et l'âge mûr. On peut en juger par les chiffres suivants. Valleix, et avec lui la plupart des cliniciens, ont assigné à la durée du cancer stomacal une moyenne de douze à quinze mois ; suivant les mêmes auteurs le minimum de durée serait de quatre mois, et le maximum de trois ans et demi. En faisant remonter le début de la maladie à l'époque des premiers

troubles gastriques, nous avons trouvé chez nos sujets
une durée moyenne de trois mois, c'est-à dire inférieure
d'un mois à la limite minima assignée par Valleix. De plus,
dans onze cas sur dix-neuf, la mort est survenue avant
deux mois et demi ; dans le reste de nos observations, la
maladie n'a pas dépassé le sixième mois, sauf dans deux
cas seulement où elle a atteint une durée d'un an. La
durée minima que nous ayons observée est de cinq à six
semaines ; ce fait a été constaté trois fois chez nos sujets.
Une fois cependant, chez un malade d'Andral, les premières
douleurs épigastriques se montrèrent trois ans avant l'apparition des autres signes avérés du cancer. Mais on
peut se demander quelle importance il convient d'attacher
à une observation aussi ancienne, et qui manque d'ailleurs
de détails suffisants.

Quoi qu'il en soit, il n'en est pas moins certain que le
cancer précoce se présente avec des caractères remarquables de rapidité dans sa marche et dans son évolution, qui contribuent puissamment à lui donner une physionomie spéciale. Le chiffre de trois mois que nous avons
cité tout à l'heure comme celui de la durée moyenne de la
dégénérescence doit être encore réduit, si l'on tient compte
des antécédents alcooliques de bon nombre de malades,
chez lesquels les symptômes de la gastrite chronique ont
bien pu être attribués au début de la maladie carcinomateuse, ou se confondre avec elle [1].

La *terminaison* se ressent naturellement de cette évolution hâtive du cancer stomacal. Au lieu de s'éteindre
lentement comme il arrive habituellement aux vieillards

---

[1] Cette marche rapide est du reste, comme on sait, le fait ordinaire de tous
les cancers évoluant chez les jeunes gens.

usés par le progrès de la cachexie, les cancéreux d'âge
moins avancé sont plus souvent emportés par une mort
brusque et imprévue. Quelquefois c'est un symptôme jusqu'alors absent, tel que l'hématémèse, dont la soudaine
apparition précède d'un jour ou deux la terminaison fatale,
révélant ainsi en même temps la nature de l'affection et son
issue prochaine.

Dans une certaine catégorie de faits, où l'on se trouvait en présence d'épanchements dans le péritoine ou dans
la plèvre, l'intervention opératoire paraît avoir manifestement précipité le dénouement. Dans trois cas où la ponction fut pratiquée, les malades succombèrent trois, cinq et
huit jours après l'opération. Dans l'un de ces faits que
nous avons eu sous les yeux, et où l'épanchement était
constitué par un liquide séro-sanguinolent, la mort survint au bout de trois jours, d'une manière tout à fait
subite et imprévue, et M. Bard, à qui appartient cette observation, n'hésite pas à attribuer à la ponction la rapidité
extraordinaire de la terminaison.

Nous ne ferons que signaler en passant les résultats
que nous avons notés touchant la fréquence de l'affection
suivant le *sexe*. Louis et Valleix d'une part, Dittrich et
Villigk [1] de l'autre, professent à ce sujet des opinions
contradictoires. Brinton affirme, avec pièces à l'appui, que
« jusqu'à l'âge de 60 ans, l'homme est deux fois plus
sujet que la femme au cancer de l'estomac ». Sur trente
cas, nous avons effectivement trouvé que vingt apparte-
naient à des hommes, et dix seulement à des femmes.
Nous enregistrons ce fait sans commentaire.

[1] *Prager Vierteljahrschrift*, 1853.

Etant donné le rôle important que joue l'*hérédité* dans la pathogénie du cancer, il est regrettable de ne pas trouver dans nos observations, des renseignements suffisants sur ce point. Cette notion étiologique devra toujours être recherchée et examinée avec soin.

La confusion étant assez facile, comme nous le verrons, entre la tuberculose péritonéale et l'affection squirrheuse, c'est surtout au point de vue de ces deux diathèses, qu'il conviendra d'interroger les antécédents du malade. Bien que le cancer puisse se rencontrer chez un sujet possédant des ascendants tuberculeux, et que réciproquement, la tuberculose puisse évoluer chez un individu issu de parents cancéreux, il convient néanmoins d'interpréter dans leur sens le plus rationnel les renseignements recueillis. Pour ce qui est de la scrofule, on sait qu'elle peut donner naissance à l'une ou à l'autre affection, mais préférablement à la tuberculose. Ces diverses considérations et ces circonstances étiologiques ont besoin d'être pesées et étudiées attentivement et judicieusement, si on veut leur attribuer leur véritable valeur parmi les autres éléments du diagnostic différentiel.

Anatomie pathologique. — Nous serons bref sur ce qui concerne les *formes anatomiques* du cancer précoce de l'estomac, d'abord parce que l'examen microscopique fait défaut dans un certain nombre de cas, ensuite parce que nous n'avons pas trouvé de différence notable avec ce qu'on observe généralement. Il eût été intéressant néanmoins de voir si les formes encéphaloïdes et colloïdes sont plus fréquentes que le squirrhe chez les sujets jeunes, comme les auteurs l'ont avancé. Mais ce renseignement est rarement noté dans nos observations. Ainsi, sur trente cas, nous ne trouvons que seize fois la mention de cancer ou de carcinome avec ou sans examen histologique à l'appui. Le squirrhe est noté six fois, l'encéphaloïde quatre fois, et le colloïde trois fois ; l'épithéliome a été rencontré une fois chez un enfant de cinq semaines.

Sans qu'on puisse se prononcer sur un nombre trop restreint de cas suivis d'examen histologique, il semble que les carcinomes alvéolaires sont les plus fréquents, et parmi ces derniers les formes molles.

On sait, du reste, que les éléments lymphatiques prédominent ordinairement dans les tumeurs qui surviennent chez les jeunes sujets. Cette circonstance explique aussi, dans une certaine mesure, la rapidité d'évolution du néoplasme.

La proportion des formes colloïdes est peut-être cependant un peu plus considérable que dans les cas habituels.

Quant au *siège* de la tumeur, elle occupait dix-sept fois le pylore ou la région pylorique, deux fois seulement le cardia ; et neuf fois elle avait pris naissance dans les diverses régions des parois de l'estomac, petite courbure, face antérieure ou postérieure, et grande courbure. Il n'y a encore là rien de particulier au cancer précoce.

Il en est de même du *volume* et de la disposition du néoplasme ; à ce point de vue, nos observations ne présentent rien de différent de ce que l'on rencontre d'habitude dans les autopsies de cancer du ventricule.

La *généralisation* a été observée dans dix-neuf cas sur trente, soit sur le foie, soit sur le péritoine ou la plèvre, ou les ganglions mésentériques, etc. ; le cancer secondaire a même été observé sur la rate ; dans un cas on a trouvé une lymphangite pulmonaire spéciale.

Ces chiffres sont un peu plus élevés que ceux que l'on trouve pour le cancer classique du ventricule : Lebert et Dittrich ont rencontré effectivement des dépôts cancéreux dans d'autres organes que l'estomac, dans les quatre septièmes ou même seulement dans la moitié de leurs observations ; chez nos malades, au contraire, la généralisation a été constatée à peu près dans les deux tiers des autopsies ; cette proportion est déjà sensiblement plus considérable que les précédentes ; elle paraîtra encore plus importante si l'on songe à la courte durée de l'affection chez les individus jeunes.

Dans un cas appartenant à Leube, le malade présentait de petits fibro-sarcomes de la peau, si bien qu'on les avait pris pour les manifestations extérieures de la généralisation sarcomateuse. Par analogie, on avait même conclu à l'existence d'une tumeur stomacale de même nature ; mais l'autopsie révéla l'existence d'un carcinome typique du cardia et de la grande courbure. La coïncidence chez le même individu de tumeurs de caractères si différents resta inexpliquée.

En revanche, on rencontre moins souvent l'*ulcération* dans le carcinome précoce que dans les autres cas. Nous ne l'avons trouvée que sept fois dans trente observations, c'est-à-dire chez le quart des malades. Il résulte, au contraire, des statistiques de Lebert, de Valleix et de Dittrich [1] que cet état anatomique existe dans les trois cinquièmes et même dans les deux tiers des cas de carci-

[1] *Prager Vierteljahrschrift*, 1845. Bnd VIIᵉ.

nome. Peut-être cette diminution du chiffre des ulcérations dans la catégorie de faits qui nous occupe, peut-elle s'expliquer par la rapidité d'évolution de la maladie qui ne laisse pas toujours au processus ulcéreux le temps d'accomplir son œuvre.

De plus, il faut bien être convaincu que la lésion ulcéreuse est toujours fort difficile à reconnaître, quand elle n'est pas très prononcée; il n'est donc pas surprenant de rencontrer des opinions contradictoires au sujet de sa fréquence, ces divergences d'appréciation pouvant avoir leur raison d'être dans la tendance de l'esprit et dans la manière de voir propre à chaque observateur.

Deux fois cette lésion de l'estomac a abouti à la *perforation*. Chez l'un des malades, celle-ci était à peu près du diamètre d'une pièce de 20 centimes, elle siégeait à la paroi antérieure de l'estomac, à peu de distance du pylore, et les liquides contenus dans ce viscère s'étaient répandus en grande quantité dans la cavité peritonéale. Dans l'autre fait, la perforation également située dans le voisinage du pylore, conduisait dans une sorte de cavité anfractueuse limitée par les parois stomacale et abdominale d'une part, de l'autre par des masses ganglionnaires ainsi que par le côlon transverse; celui-ci était le siège d'une ulcération déjà très avancée, qui n'aurait pas tardé à s'ouvrir dans sa cavité, créant ainsi une sorte de canal fistuleux entre l'estomac et le gros intestin.

Voilà tout ce que nous avons relevé d'intéressant dans nos observations touchant l'anatomie pathologique du cancer précoce du ventricule. Nous laissons de côté l'étude des adhérences possibles de cet organe avec les viscères voisins, aussi bien que les autres complications patholo-

giques qui peuvent survenir pendant l'évolution du néoplasme ; ces détails ne présentent aucun intérêt particulier
au point de vue qui nous occupe.

Tels sont, en substance, les caractères que peuvent présenter les différents symptômes du cancer de l'estomac
lorsque l'affection survient chez des individus encore jeunes.

Si nous résumons en quelques mots les particularités
les plus remarquables du syndrome clinique, nous voyons
qu'elles consistent surtout en des anomalies notables de
fréquence et d'intensité des principaux signes de la maladie. C'est ainsi que nous avons constaté la conservation
relative de l'appétit jusqu'à une période assez avancée de
la maladie, le peu d'intensité de la douleur et sa tardive
apparition, la rareté extraordinaire des hématémèses,
ainsi que le petit nombre de cas où il est possible de sentir
la tumeur. Par contre l'ascite s'est présentée assez fréquemment et à des époques fort rapprochées du début.
Notons aussi l'apyrexie, la rareté et le peu d'intensité
des phénomènes cachectiques, et enfin et surtout la
marche singulièrement rapide de l'affection, aboutissant
le plus souvent à une terminaison brusque et imprévue.

En voilà plus qu'il n'en faut pour donner une physionomie particulière à la dégénérescence précoce de l'estomac.
Il est peut-être d'autres caractères qui pourraient également être mis en évidence par une étude analogue à celle
que nous venons de faire. Mais on sait que, le plus souvent, l'étude d'une affection, présente en clinique, un pro-
blème particulier à résoudre pour chaque malade, et cela
est surtout vrai pour le carcinome de l'estomac. Il ne

faudrait donc pas chercher dans une simple monographie
la solution de ces problèmes multiples et variés. Nous
n'avons pas, d'ailleurs, la prétention d'avoir complètement
épuisé la question ; nous nous sommes borné à donner
une analyse aussi fidèle que possible des faits que nous
avons observés ou que nous avons pu rassembler.

CHAPITRE III

FORMES CLINIQUES

Dans les pages qui précèdent, nous avons passé en revue les uns après les autres et pris isolément les principaux symptômes du cancer de l'estomac. Nous avons dit les modifications souvent profondes et caractéristiques qu'ils peuvent subir lorsque l'affection se développe chez des sujets encore jeunes. Il nous reste maintenant à étudier les formes cliniques qui résultent de la réunion plus ou moins complète de ces symptômes et de leurs altérations. Nous devons examiner, en d'autres termes, sous quel aspect doit se présenter le malade atteint de cancer précoce, étant donné qu'un certain nombre des signes habituels font fréquemment défaut.

Tout d'abord, il semble évident qu'il pourra exister autant de variétés ou de formes cliniques, qu'il y a de

combinaisons possibles dans l'assemblage des divers phénomènes de l'affection. Ainsi le patient chez lequel
l'ascite coïncidera avec les vomissements alimentaires, à
l'exclusion des hématémèses, présentera une physionomie
bien différente de celui qui aura eu des vomissements
marc de café abondants, sans qu'on ait jamais constaté de
tumeur à l'épigastre. Pour le premier, on pourra avec
assez de vraisemblance incriminer la cirrhose du foie,
tandis que l'autre en imposera facilement pour un ulcère
de l'estomac. Un examen attentif démontre cependant que
ces exemples et ces variétés ne peuvent être multipliés à
l'infini, et cela d'une manière complément arbitraire.

Il nous a paru, en effet, que ces différentes manières
d'être de l'affection cancéreuse de l'estomac pouvaient se
réduire à quelques types génériques, et nous les avons
rangées sous trois chefs principaux.

Dans un premier groupe nous avons fait entrer les
observations de cancer précoce qui ont présenté pendant
la vie les symptômes d'une affection localisée en dehors
du tube digestif, telle que la cirrhose, le cancer du foie,
l'anévrysme aortique, la pleurésie ou la péritonite tuberculeuse, etc.

Notre second groupe de faits renferme tous les cas dans
lesquels la maladie, tout en paraissant avoir son siège dans
le tube digestif, ne présentait pas cependant les signes
du cancer du ventricule, ou du moins n'a pas été reconnue
pour telle pendant la vie. A cette catégorie appartiennent
les malades qui furent traités les uns pour des vomissements incoercibles liés à la grossesse, les autres pour une
obstruction intestinale, et plus simplement, pour un ulcère
rond de l'estomac, voire même pour un ver solitaire.

Enfin, nous réunirons dans un troisième et dernier groupe les cas dans lesquels la dégénérescence stomacale s'est affirmée par des symptômes assez pathognomoniques pour être diagnostiquée sans trop de difficultés.

On voit, par conséquent, que les deux premiers paragraphes sont tous les deux consacrés à l'histoire des erreurs de diagnostic du cancer précoce, tandis que le troisième a trait seulement aux cas les plus simples et les plus classiques. Les observations trouveront naturelle-ment leur place à la suite de l'exposé des formes cliniques auxquelles elles appartiennent.

PREMIER GROUPE

En faisant un dépouillement minutieux de nos obser-vations, nous en trouvons neuf sur vingt-sept, soit exacte-ment le tiers dans lesquelles le carcinome de l'estomac fut méconnu et en imposa pour une affection ne ressortissant pas directement au tube digestif.

Sur ces neuf cas, on crut avoir affaire cinq fois à la cir-rhose et une fois au cancer hépatique, une fois à un anévrys-me de l'aorte, une fois à une tumeur de la rate, et une fois enfin à une pleurésie d'origine brightique. Dans un certain nombre de faits, on porte successivement plusieurs diagnostics; il va sans dire que tous étaient erronés.

En faisant abstraction de quelques autres particularités sur lesquelles nous reviendrons d'ailleurs, on peut dire que ce qui domine l'ensemble des symptômes de ce premier groupe, et ce qui lui donne sa physionomie

spéciale, c'est la présence de l'ascite. Celle-ci a été constatée cinq fois : quatre fois dans des cas où la cirrhose semblait être la lésion pathogénique de l'épanchement, et une
fois où l'on accusa le cancer du foie. Dans chacun de ces
faits, l'épanchement joua un rôle important soit en s'opposant, comme nous l'avons déjà fait observer, à l'exploration utile de la région épigastrique, soit en attirant par son
abondance l'attention du médecin sur des affections plus
susceptibles que le cancer de l'estomac de produire l'ascite.

Le plus souvent celle-ci a été hâtive, c'est-à-dire
qu'elle s'est produite en même temps que les troubles
digestifs du début, contrairement à ce qui a lieu chez les
vieillards où l'ascite et les autres suffusions séreuses
surviennent tardivement, comme une des manifestations
ultimes de la cachexie. L'épanchement, dans quelques cas,
a été assez abondant et assez sérieux pour nécessiter une
ponction, et pour se reproduire peu de jours après son
évacuation. Si l'on tient compte en même temps de la
coloration jaune plus ou moins marquée des malades, de
l'absence habituelle d'hématémèse et de douleur localisée
et de l'impossibilité de sentir la tumeur, on ne trouvera
peut-être pas irrationnel de dire que cette première
catégorie répond assez exactement au type clinique de la
cirrhose.

Dans un certain nombre de faits, il n'a même pas manqué
les antécédents alcooliques, pour achever de compléter la
physionomie spéciale de la cirrhose hépatique, et pour
fortifier les observateurs dans cette opinion. Un de ces
malades avait de plus servi en Afrique où il avait eu la
dysenterie et la fièvre intermittente, toutes circonstances
bien faites pour faire penser à une lésion du foie.

Ce type s'observe encore, du reste, chez des malades ayant-dépassé l'âge de trente ans ; toutefois, il se rencontre plutôt chez les individus peu âgés. Il était très marqué chez un cancéreux de trente-six ans que nous avons vu chez M. le professeur R. Tripier, auquel il avait été adressé précisément avec le diagnostic de cirrhose.

Nous avons déjà, au sujet de l'ascite, attiré l'attention sur le caractère hématique que pouvait présenter, dans certaines circonstances, le liquide épanché. Nous avons signalé également la grande valeur séméiotique de ce phénomène qui doit faire penser immédiatement à une péritonite cancéreuse. Telle fut du moins chez un de nos malades, la conduite de M. Bard qui, à la vue de la sérosité sanguinolente mise en évidence par la ponction, n'hésita pas à modifier dans ce sens le diagnostic primitif. Dans le cas de M. Gignoux, la disposition particulière de la tumeur et sa situation firent penser à un cancer du foie, ce qui était d'ailleurs parfaitement admissible. Dans une autre observation, on ne semble pas avoir tiré grand profit de cette indication. Il faut néanmoins se rappeler que cet aspect hématique de l'épanchement s'observe aussi dans d'autres circonstances, et particulièrement dans la tuberculose péritonéale ; mais il y a le plus souvent des signes qui permettront de faire le diagnostic différentiel des deux affections.

Sans vouloir expliquer d'une manière absolue ce phénomène de l'ascite que nous avons trouvé si marqué et si précoce chez nos malades, il est permis cependant d'en trouver une raison suffisante dans l'état du foie ou du péritoine. Dans les cinq cas, en effet, où ce symptôme a été observé, on se trouva à l'autopsie en présence de dégénérescences très étendues du mésentère, du foie et surtout de l'épiploon.

On a aussi noté l'œdème des membres chez deux de ces malades, et ajouté aux signes précédents, ce signe a bien pu contribuer à faire incliner l'esprit des observateurs du côté de la cirrhose; dans un cas même les téguments de l'abdomen étaient parcourus par un réseau veineux très développé, tel qu'il se rencontre habituellement dans cette affection.

Comme on le voit, il est des circonstances où la confusion du cancer de l'estomac avec l'inflammation cirrhotique du foie s'impose presque forcément aux cliniciens les plus perspicaces et les mieux avisés. Ces cas heureusement ne constituent cependant que l'exception, et il faut reconnaître qu'il est habituellement possible en s'aidant d'un examen minutieux et approfondi de chaque symptôme, de faire la distinction entre les deux maladies.

On devra tenir compte pour cela du mode de production de l'ascite toujours plus lente dans l'affection hépatique que dans celle de l'estomac et de la gêne plus marquée de la circulation porte, qui se traduit souvent par des hémorrhoïdes et par le développement exagéré des veines ombilicales formant la « tête de Méduse » et qui coexiste avec une diminution de volume du foie. De plus, l'ascite liée à une péritonite cancéreuse s'accompagne plus souvent de douleur, ou au moins de sensibilité à la pression et à la percussion, tandis que ce phénomène ne se rencontre pas habituellement dans la cirrhose. Un observateur attentif et expérimenté pourra aussi saisir la différence de nuances qui existe entre le teint plombé

caractéristique de la maladie hépatique et le facies plutôt
pâle et chlorotique que franchement jaune et terreux de
nos jeunes cancéreux. Quant aux renseignements fournis
par les antécédents pathologiques, héréditaires et personnels du sujet, il n'est pas permis de les négliger dans
l'appréciation des divers éléments du diagnostic, car
dans certains cas, ils peuvent prendre une importance
considérable.

Nous venons de voir que, dans un nombre relativement
considérable de faits, la présence de l'ascite, jointe à
d'autres modifications importantes, donne à la maladie qui
nous occupe une physionomie particulière et vraiment
analogue à celle de la cirrhose. Mais toutes les observations de notre premier groupe n'ont pas revêtu ce type
unique, et nous devons signaler en quelques mots les
autres particularités qu'elles ont pu présenter.

Il est arrivé notamment que dans deux des cas de fausse
cirrhose que nous venons de citer, on a pu songer à une
péritonite et à une pleuro-péritonite tuberculeuses. Chez
l'un de ces malades (obs. II), on sentait sous la paroi
abdominale, après la ponction, de nombreuses indurations
mamelonnées dans l'hypochondre gauche ; de plus, le
poumon gauche présentait à l'auscultation des signes
suspects, et la diarrhée était continuelle. Dans l'autre fait
(obs. I), on s'était trouvé en présence d'un épanchement
pleural parfaitement constaté dont la coïncidence avec
l'ascite, chez un homme de vingt-huit ans, devait forcément faire penser à la tuberculose. L'examen attentif de
la température qui n'avait pas révélé d'élévation thermique, aussi bien que la rapidité et l'abondance de l'épan-

chement, plus considérable qu'il ne l'est d'habitude dans la tuberculose péritonéale, pouvait peut-être faire écarter cette hypothèse. L'abdomen est aussi plus sensible à la pression dans la tuberculose, ou du moins, la douleur n'est pas si bien localisée que dans le carcinome stomacal; mais il ne faut pas se dissimuler que dans certains cas, le diagnostic présente des difficultés vraiment extraordinaires.

Dans une observation fort intéressante de Chesnel [1], le malade, ancien rhumatisant, fut d'abord considéré comme un cachectique vulgaire sans affection bien déterminée· Puis un jour, M. Laboulbène lui trouvant un peu d'œdème de la face, voulut en faire un brigthique, bien qu'on n'eût jamais découvert de traces sensibles d'albumine dans les urines, malgré les efforts obstinés que l'on fit pour cela. Finalement, cet homme présenta un hydrothorax qui fut accueilli avec empressement par le personnel du service, comme vérifiant à souhait le diagnostic de mal de Bright, l'albumine persistant toutefois à ne pas se montrer.

Ce ne fut qu'à l'autopsie qu'on découvrit par hasard la tumeur de l'estomac; le malade n'avait présenté pendant la vie aucun des signes positifs de cancer du ventricule.

M. le professeur R. Tripier fait remarquer dans son mémoire [2], que l'albuminurie peut effectivement se rencontrer dans le cancer de l'estomac, « et qu'il peut en résulter une erreur de diagnostic. Mais il faut ajouter que cette albuminurie est rare, et qu'on ne l'observe guère qu'à la période ultime, c'est-à-dire à un moment où une

---

[1] Chesnel, *loc. cit.*
[2] R. Tripier, *loc. cit.*

erreur a peu d'importance ». Il faut aussi se rappeler que l'albumine, lorsqu'elle existe dans les urines des cancéreux ne s'y présente que d'une manière passagère, et en faibles quantités.

Un autre de nos faits a trait à un garçon de quatorze ans, chez lequel on diagnostiqua un néoplasme de la rate qui existait réellement ; celui de l'estomac fut méconnu. Les signes physiques de la tumeur ainsi que la douleur étaient très nets à la palpation et à la percussion, dans l'hypo-chondre gauche et plus spécialement dans la région splé-nique.

Nous avons enfin reproduit l'observation d'un malade qui fut l'objet d'une erreur de diagnostic assez peu expli-cable à notre avis, comme on le verra plus loin. La tumeur en contact assez intime avec l'aorte abdominale était le siège de battements et de bruits de souffle qui la firent prendre pour un anévrysme artériel ; les signes de cancer de l'estomac étaient cependant nombreux et assez caracté-ristiques ; il n'y manquait que l'hématémèse.

Nous donnons ci-après l'histoire pathologique des ma-lades de notre premier groupe.

Observation I
— Inédite —

Cancer des parois stomacales ; généralisation péritonéale, épiploïque, et pleurale. Ascite et pleurésie gauche hémorragiques. — Communiquée par M. BARD.

François Bettiano, âgé de 28 ans, entre le 8 février à l'Hôtel-Dieu, salle Sainte-Jeanne, au numéro 20, dans le service de M. BARD, professeur agrégé à la Faculté.

Le père et la mère de ce malade sont en bonne santè ; il a quatre frères ou sœurs bien portants. Comme antécédents personnels, nous notons, en 1875, une affection respiratoire aiguë qui dura vingt-cinq jours. Cet homme boit depuis cinq ans, rarement de l'eau-de-vie ; assez souvent il se prend de boisson.

Il ne s'est pas aperçu du début de l'ascite dont il est porteur ; il prétend ne l'avoir remarquée que depuis huit jours ; à partir de ce moment celle-ci aurait pris des proportions considérables. L'épanchement est en effet très abondant ; le liquide se déplace suivant les diverses positions du malade ; le ventre est souple, il n'est pas douloureux à la pression ; nulle part on ne sent d'empâtement. Pas d'œdème des membres inférieurs.

Les veines sont peu développées sur la paroi abdominale.

Le foie est de petites dimensions ; il ne mesure que 5 cent. en hauteur environ. La rate n'est pas volumineuse.

L'appétit a complètement disparu depuis quinze jours. Jamais de pituite le matin. Constipation depuis la même époque.

L'état général est bien conservé, le malade paraît encore vigoureux.

Au cœur rien d'anormal.

Aux poumons, on constate à la base gauche, près de la colonne vertébrale, de la matité qui remonte jusqu'à l'épine de l'omoplate. En faisant parler le malade, on remarque une altération de la voix qui se rapproche de l'égophonie. Il y a du souffle, et à la palpation les vibrations thoraciques paraissent diminuées. Pas de douleur de côté.

Obscurité respiratoire à la base gauche. Plus haut, à l'angle inférieur de l'omoplate, se trouve le maximum du souffle, la voix chevrotante et la pectoriloquie aphone.

En avant, skodisme sous-claviculaire. Le malade étant debout, on trouve de la matité jusqu'à la deuxième côte. Lorsqu'il est couché, la matité descend jusqu'à la troisième. Pas d'albumine.

La pointe du cœur bat dans le cinquième espace à deux travers de doigt en dedans du mamelon. La température oscille entre 37° et 37°7.

20 février. — Le malade étant plus fatigué, l'abondance du liquide pleural et péritonéal met le malade dans un état d'anxiété considérable. Après quelques hésitations et bien que le diagnostic soit resté incertain, l'oppression détermine à faire une ponction. Celle-ci est pratiquée avec un trocart de 0.002 mill. de diamètre ajusté à un mince tube de caoutchouc. Malgré la petitesse de la canule, le liquide sortit avec une très grande rapidité, à cause de l'énorme pression intra-abdominale. Le liquide s'écoule pendant près d'une heure ; il est séro-sanguinolent, et sa quantité peut être évaluée à 10 litres.

23 fév. — Il s'est peu reproduit de liquide ; le malade paraît aller mieux.

24 fév. — Le malade se trouve plus mal ; les traits sont tirés, le facies grippé, le pouls petit et filant ; il ne s'est reproduit cependant que peu de liquide. Le malade paraît très affaibli sans se plaindre de rien en particulier. Température de 37° à 37°7.

25 fév. — Le ventre a repris une partie de son volume. Le malade meurt presque subitement à quatre heures du matin, sans présenter aucun symptôme de péritonite.

AUTOPSIE. — On trouve dans l'abdomen 6 à 8 litres de liquide hématiqué, absolument semblable à celui de la ponction. L'épiploon se présente sous la forme d'un tablier induré dont le bord inférieur descend jusqu'à 10 cent. du pubis environ. La masse qui le constitue est formée de grains néoplasiques du volume d'un petit pois, dont le plus grand nombre présente une couleur noirâtre évidemment due à un développement vasculaire considérable. Les grains qui n'avaient pas l'air d'être hémorragiques avaient l'aspect gélatiniforme ; ceux qui étaient noirs ne pouvaient être confondus avec de la mélanose.

On est incontestablement en présence d'une épiploïte cancéreuse secondaire, dont les caractères sont de nature à expliquer la nature hémorragique du liquide épanché. On trouve quelques ganglions mésentériques, mais ils ne forment pas de masse volumineuse.

La face inférieure du diaphragme présente des noyaux néoplasiques adhérents, comme enchâssés dans l'organe, et qui sont de même nature et de même aspect que ceux de l'épiploon. L'estomac présente un énorme épaississement cancéreux de ses parois, qui a pour point de départ la petite courbure complètement envahie, et qui s'étend de là sur le quart de la face antérieure de l'organe, et sur les trois quarts de sa face postérieure. La surface est à peine ulcérée ; le cardia et le pylore sont intacts.

Pas de trace de péritonite aiguë. A l'ouverture du thorax, on trouve du côté gauche un épanchement de moyenne abondance, hématique et très semblable au liquide péritonéal. Le poumon retenu par quelques adhérences anciennes n'est pas complétement rétracté; on trouve sur la plèvre pariétale, surtout au niveau de la face supérieure du diaphragme, des grains néoplasiques absolument identiques à ceux que nous avons décrits sur la face inférieure du même organe.

Le poumon ne présentait aucune altération digne d'être notée ; le sommet droit était fixé par des adhérences anciennes sans qu'on pût constater de tubercules; malgré des recherches minutieuses, on n'a constaté aucun noyau de généralisation viscérale.

Les coupes histologiques pratiquées plus tard sur la tumeur principale et sur les noyaux des séreuses, ont montré qu'il s'agissait d'un carcinome alvéolaire des plus caractéristiques, dans lequel les éléments cellulaires prédominaient par leur abondance sur les travées conjonctives.

A l'entrée du malade, l'interne du service le prit pour une cirrhose du foie, ce qui était très vraisemblable à ne tenir compte que des phénomènes abdominaux. Mais le lendemain l'examen du thorax ayant fait constater la pleurésie, on songea alors à la possibilité d'une pleuro-péritonite tuberculeuse. Cependant, au bout de quelques jours, l'absence de température fit rejeter cette opinion, sans qu'elle permît pour cela de porter le véritable diagnostic. Ce n'est que le résultat de la ponction et le caractère hématique du liquide qui fit admettre la possibilité d'une ascite cancéreuse.

Observation II
— Inédite —

Cancer du pylore; ascite considérable; diagnostic de cirrhose, puis de cancer du foie, et enfin de tuberculose péritonéale. — Communiquée par M. GIGNOUX [1].

Jean Roche, voiturier, né à la Louvesc (Ardèche), entre le 28 janvier 1884 à Saint-Augustin, service de M. Gignoux.

Pas d'antécédents héréditaires connus ; père mort de vieillesse. Comme antécédents personnels, le malade a fait de nombreux excès alcooliques. D'abord, étant zouave, il buvait de l'absinthe en grande quantité, plus d'un litre par semaine. Depuis qu'il est libéré, il boit comme tous les gens de sa profession, mais plus spécialement du vin et du cognac. Il n'a jamais craché de sang, mais est très sujet aux rhumes et ne passe guère d'hiver sans tousser.

Pas d'impaludisme, pas de syphilis, jamais de rhumatisme.

Depuis un an, sa santé a bien diminué; il tousse davantage, a eu

---

[1] Cette observation a été recueillie par M. Laurent, interne des hôpitaux.

également quelques symptômes de gastrite alcoolique, vomissements pituitaires, inappétence ; jamais de vomissements noirs.

Le malade ne tousse plus depuis, dit-il, qu'il a pris du sirop de
Vial de Vaise ; mais depuis trois mois il a une douleur au creux
épigastrique et, depuis un mois environ, son ventre a grossi ; il ne
peut plus s'habiller avec ses anciens vêtements.

Émaciation extrême. Teint jaune un peu terreux, non franchement ictérique ; yeux excavés un peu ternes.

Le malade est très faible ; dès qu'il a marché un peu, il est obligé
de s'arrêter ; les jambes fléchissent sous lui.

Ventre arrondi avec la peau tendue au point que l'on peut très
difficilement la pincer. Cette tension se traduit encore par de la
dyspnée dont le malade se plaint cependant modérément. Ascite
manifeste, flot, déplacement de la matité. A la pression, légère
douleur peu intense dans l'hypochondre droit. Le foie est repoussé
en haut et la matité de ce côté remonte jusqu'à un travers de doigt
au-dessous du mamelon. En bas, on ne peut pas sentir le bord du
foie par suite de l'ascite.

Le ventre est un peu douloureux. Le malade est constipé, mais
il a eu de la diarrhée il y a quelques semaines.

Aux poumons, rien aux sommets ni à droite ni à gauche ; murmure vésiculaire, vibrations thoraciques non diminuées. M. Gignoux
croit à des craquements pulmonaires à gauche, au niveau du troisième espace intercostal. Rien au cœur ; pouls petit ; pas de bruit
de souffle.

Le 31 janvier et le 1er février, on donne au malade 300 gr. de
glycose. On trouve à la suite du sucre dans l'urine.

Avec ces antécédents alcooliques avérés, les vomissements
pituitaires, l'ascite, la diminution apparente de la matité hépatique
et surtout si l'on ajoute la glycosurie alimentaire, le diagnostic
cirrhose s'imposait. Aussi MM. Garel et Glénard, après un examen
approfondi du malade, se prononcèrent-ils nettement dans ce sens.
Cependant M. Gignoux, tenant compte des frottements pleuraux
du côté gauche, de la toux habituelle et de la diarrhée, songeait
plutôt à une péritonite tuberculeuse, bien qu'il n'eût rien trouvé
aux sommets.

Le 5 février. — Ponction abdominale ; on retire 4 litres et 600 gr. d'un liquide rosé, séro-sanguinolent.

Le 11 février. — Le liquide s'est reformé, le malade se plaint d'étouffer. Il a vomi plusieurs fois dans la journée, il demande avec instance une seconde ponction qui donne 4 litres 500 d'un liquide rose, albumineux renfermant une quantité assez considérable de globules rouges.

Après la ponction, on sent le bord inférieur du foie à deux travers de doigt au-dessous des fausses côtes. Il semble, dans la région du creux épigastrique, au niveau de la grande courbure, lorsqu'on appuie les mains à plat et brusquement, que l'on tombe sur des amas arrondis, ou au moins des inégalités de la grosseur d'une noix qui fuient sous le doigt.

Les jours suivants, l'ascite semble diminuer, et par la palpation on arrive de plus en plus nettement sur une tumeur se terminant en bas par une ligne à peu près droite, à 0,05 cent. environ au-dessous des fausses côtes, et occupant aussi bien l'hypochondre gauche que le droit. Ce rebord inférieur est très dur ; la surface paraît manifestement mamelonnée, et présente des tumeurs de la grosseur d'une noisette à celle d'une noix. Matité au niveau de la tumeur.

En même temps les vomissements devinrent incessants ; le malade avait des efforts de vomissements continuels et très pénibles, à chaque ingestion et même sans tentative d'absorption. Cependant, pas de vomissements noirs. A ce moment, cette tumeur nettement délimitée, mamelonnée, nous parut à tous un cancer du foie.

On aurait pu cependant tenir compte de ce que la tumeur envahissait l'hypochondre gauche, et opiner de préférence pour la péritonite. Le malade, continuant à s'affaiblir de plus en plus, meurt dans le marasme le 20 février.

AUTOPSIE. — Épanchement de liquide louche, séro-purulent (500 gr. environ), légèrement teinté de sang dans la cavité abdominale.

Péritoine rouge parsemé, dans toute son étendue, de granulations dont la grosseur varie de celle d'un grain de blé à celle d'un petit pois.

L'épiploon réuni en une masse globuleuse et mamelonnée remonte tout entier au devant de la grande courbure de l'estomac ; il se termine par un bord horizontal à peu près rectiligne au niveau de l'ombilic ; c'était ce bord qui donnait, durant la vie, la sensation du rebord inférieur du foie.

Au-dessous de l'épiploon, l'estomac apparaît peu augmenté de volume et sain au premier abord. On trouve cependant vers le pylore une induration limitée et de petites dimensions. En ouvrant l'estomac, on découvre une tumeur à peu près du volume d'une noix, mais irrégulièrement aplatie, occupant la partie inférieure de l'estomac, et entourant circulairement le pylore ; celui-ci est rétréci, au point de n'admettre que difficilement une tige de plume. La tumeur est un peu mamelonnée, gris-rosé ; elle ne paraît pas ulcérée.

Le foie est indemne, de petit volume, et se dérobe sous les fausses côtes. Rien aux poumons, sauf quelques adhérences insignifiantes aux sommets.

Le cœur est sain ; les orifices ne présentent aucune altération. Pas de traces d'épanchement, ou d'exsudats plastiques dans le péricarde.

Les ganglions mésentériques sont considérablement hypertrophiés et indurés ; ils forment une masse volumineuse en arrière et un peu au-dessous de l'estomac, immédiatement en avant de la colonne vertébrale.

L'examen histologique de la tumeur pratiquée dans le laboratoire d'anatomie pathologique a confirmé le diagnostic de carcinome.

On voit que chez ce malade, ce qui induisit en erreur un observateur dont tout le monde connaît la remarquable perspicacité et le tact clinique, ce fut l'existence de l'ascite coïncidant avec une diminution apparente de la matité hépatique chez un alcoolique avéré, ne présentant pas

d'ailleurs d'hématémèses, mais simplement des vomissements alimentaires. Plus tard, lorsque l'épanchement eut
disparu à la suite de la ponction, la tumeur était devenue
plus accessible à la palpation, mais sa situation et sa
forme spéciale la faisaient rattacher au bord inférieur du
foie.

D'autre part, la péritonite tuberculeuse s'expliquait très
volontiers par ces petites tumeurs mamelonnées de l'abdomen, par la diarrhée et par les signes suspects constatés à
l'auscultation des sommets du poumon gauche.

La prédominance, en un mot, des symptômes hépatiques
et péritonéaux s'accordait bien avec l'absence des principaux signes du cancer stomacal, pour détourner l'attention du médecin du côté d'une lésion de l'estomac.

Observation III

Thuvien, *Bulletins de la Société anatomique*, 1880, p. 139

*Anorexie et ascite volumineuse chez un alcoolique ; pas d'hé-
matémèses, ni de signes de tumeur. Ponction ; liquide séro-
sanguinolent. Cancer infiltré des parois de l'estomac ;
carcinose miliaire généralisée.*

Graff Jean, âgé de 28 ans, cocher de son état, entre le
27 avril 1880 à l'hôpital Laënnec. Il ne peut fournir aucun renseignement précis sur les antécédents maternels ni paternels.
Cultivateur jusqu'à l'âge de 19 ans, il n'habite Paris que depuis
9 ans. Pas de maladie dans l'enfance ; habituellement d'une bonne
santé, il a eu à plusieurs reprises à supporter quelques privations
de nourriture, auxquelles il suppléait par l'ingestion de boissons

alcooliques. C'est en effet un alcoolique avéré. Ni rhumatisme, ni syphilis à noter.

Il fait remonter le début de sa maladie à deux ou trois mois, par des troubles digestifs attribués à son intempérance. A ce moment, il avait de l'inappétence, surtout marquée pour la viande, digestions pénibles, accompagnées souvent de vomissements alimentaires. Pas de pituites matinales, pas d'hématémèses appréciables. Selles normales, régulières. Depuis deux mois se sont montrées des douleurs vagues dans l'abdomen et des coliques sourdes, en même temps, l'amaigrissement a commencé, les forces se sont affaissées.

Depuis douze jours seulement, il a cessé complètement tout travail pour garder la chambre. C'est depuis ce temps que tous les symptômes se sont aggravés et que son ventre s'est mis à grossir. A son entrée, nous trouvons le malade considérablement amaigri, les pommettes saillantes, les yeux ternes, la voix faible, les narines pulvérulentes, le teint d'un jaune terreux. Il n'a pas de douleur, à vrai dire, mais la dyspnée est grande. L'attention est attirée du côté de l'abdomen. Le ventre est tendu, de forme cvoïde, non étalée ; la peau lisse est parcourue par un réseau veineux, très développé aussi bien à droite qu'à gauche.

Il contraste étrangement avec l'état d'émaciation du reste du corps. A la percussion, matité complète de l'épigastre à l'hypogastre, et d'un côté à l'autre, sauf cependant dans la fosse iliaque droite, où l'on trouve un certain degré de sonorité tympanique. Ces signes ne sont nullement modifiés dans le décubitus latéral. Le phénomène du flot est des plus manifestes. Le foie et la rate ne peuvent être délimités. Les urines sont rares, chargées de phosphates, mais de coloration normale. Elles ne renferment ni albumine, ni sucre.

La constipation est opiniâtre, les membres inférieurs œdématiés, la respiration pressée et pénible. Tous les symptômes paraissent résulter de la distension de l'abdomen et de la compression qui en résulte sur les divers organes. Rien à noter, ni du côté du poumon, ni du côté du cerveau, ni du côté du cœur.

L'administration de 20 gr. de teinture de jalap composée reste sans résultat; lavements purgatifs ; injections de morphine.

1er mai. — En présence des phénomènes dyspnéiques continus et menaçants, une ponction est décidée, autant pour soulager le malade que pour affermir le diagnostic. Elle est faite au lieu d'élection. Un liquide sanglant en jaillit, semblable par la teinte à du sang veineux pur, mais très liquide, et ne se coagulant pas sur la peau. 1,500 gr. de ce liquide en sont retirés ; mais il en reste encore une quantité considérable. La palpation, pratiquée avec ménagements, n'amène aucun résultat.

Amélioration notable dans l'après-midi. Le ventre est toujours tendu, la paroi proémine manifestement à la région épigastrique où se dessinent, selon toute apparence, l'estomac et ses annexes péritonéales plus ou moins altérées dans leurs rapports. Les urines ont été plus abondantes. Potion de Tood, injection hypodermique de morphine.

2 mai. — L'affaiblissement s'est encore accru. Le pouls est mou, dépressible, pas d'élévation thermique. Le soir, le malade ne peut se retourner dans son lit qu'avec les plus grandes difficultés. Il a vomi tout le liquide ingéré, facies prostré, accélération du pouls.

3 mai. — Agitation, subdelirium auquel succède le collapsus et bientôt la mort.

Examen du liquide de l'épanchement : coagulum très mou et peu abondant ; la numération des globules donne le résultat suivant (moyenne de 19 numérations) :

815,750 globules rouges, par millimètre cube.

Autopsie. — A l'ouverture de l'abdomen, il s'écoule de 6 à 7 litres de liquide sanglant, de même nature que celui retiré pendant la vie. L'intestin, distendu par les gaz, est refoulé en grande partie contre le diaphragme. Le grand épiploon a à peu près disparu. On ne trouve plus que des portions de membranes rouges et friables flottant dans le liquide ou adhérant faiblement en quelques points à la séreuse pariétale.

Ce qui frappe tout d'abord, c'est l'existence d'un semis de fines granulations, la plupart noirâtres, quelques unes seulement grisâtres et presque transparentes, disséminées à la surface des anses intestinales. Le péritoine pariétal n'offre pas de fausses membranes. Il est grisâtre, épaissi. On y rencontre quelques plaques ecchymotiques et quelques points hypérémiés : mais la surface conserve son poli.

Les anses intestinales, libres d'adhérence, glissent aisément les unes sur les autres. Le mésentère, considérablement épaissi, parait rétracté vers la colonne vertébrale. Il présente une surface gris verdâtre, et semble farci de points d'aspect mélanique, sans relief appréciable. La séreuse est cependant soulevée par quelques granulations saillantes, isolées ou agglomérées, jaunâtres, et par des ganglions tuméfiés.

Le gros intestin, et particulièrement le cæcum, est très distendu par les gaz. Le mésocôlon transverse présente les mêmes altérations générales que le mésentère. Sur sa face inférieure se trouvent de belles granulations jaunâtres, de la grosseur d'un grain de millet à celle d'une lentille.

L'estomac, revenu sur lui-même, est intimement uni au côlon transverse, par sa grande courbure. Les parois sont denses et fermes ; cette augmentation de consistance porte en effet sur ses deux faces et particulièrement sur la petite courbure et sur le petit cul-de-sac. La surface de coupe est grisâtre, d'aspect fibro-lardacé. La coloration de la muqueuse est à peu près normale, la surface est parsemée de nombreux plis volumineux. Les ligaments suspenseurs et coronaires sont épaissis et infiltrés ainsi que le péritoine diaphragmatique.

Le foie paraît plutôt petit. Il est légèrement jaunâtre. Pas de congestion, pas de cirrhose appréciable ; rate petite, ferme à la coupe ; quelques adhérences molles, filamenteuses existent aux deux bases. Les poumons n'offrent qu'un peu de congestion vers les points déclives, un peu d'emphysème aux sommets ; le cœur, le cerveau, les reins ne présentent rien de notable.

Nous avons reproduit *in extenso* cette intéressante observation qui présente la plus grande analogie, tant au point de vue clinique qu'au point de vue anatomique, avec célle de notre premier malade, moins toutefois la pleurésie cancéreuse qui est propre à celui-ci. A part cela, ce sont les mêmes caractères ; absence d'hématémèses et à peu près de vomissements alimentaires, pas de douleur fixe, ascite hémorragique volumineuse empêchant de sentir la tumeur, disposition en nappe de néoplasme le long des parois stomacales, granulations cancéreuses de tout l'épiploon, antécédents franchement alcooliques.

Le type cirrhose s'accuse peut-être plus franchement encore chez ce malade à cause précisément de l'absence d'épanchement dans la plèvre, et à cause de l'œdème et de l'aspect extérieur de l'abdomen très tendu par le liquide ascitique, et parcouru par des veines téguménteuses très développées. Comme l'a fait remarquer M. Moutard-Martin, à la lecture de cette observation à la Société anatomique, c'est sans doute à la disposition du cancer dans les parois de l'estomac avec intégrité à peu près complète des orifices et de la muqueuse, qu'il convient d'attribuer l'absence des vomissements. Le diagnostic devait présenter des difficultés vraiment insurmontables.

Observation IV

Nidart. *Bulletins de la Société anatomique.* 1844, p. 279.

Ascite et jaunisse chez un ancien dysentérique et paludéen ; aucun symptôme de cancer avant les 8 derniers jours de la maladie. Cancer de l'estomac et du foie.

Roman, soldat au 17ᵉ léger, âgé de 32 ans, a été reçu au Val-de-Grâce, le 2 mai 1843, dans le service de M. Broussais. Cet homme a servi en Afrique où il fut atteint de la dysenterie et de fièvre intermittente. Ses cheveux châtain foncé, ses yeux bruns, sa stature, indiquent qu'il était fortement constitué, mais aujourd'hui il présente un amaigrissement remarquable, des yeux caves, un teint jaune paille terne, le facies, en un mot, d'un homme épuisé par de longues souffrances ou atteint d'une lésion organique grave. Cependant il ne se plaint que d'une faiblesse extrême, n'accuse aucune douleur. Son ventre est volumineux depuis environ trois mois, dit-il. Aujourd'hui il offre 0^m,86 de circonférence au niveau de l'appendice xiphoïde et 0^m,80 à l'ombilic. En le palpant, on reconnaît qu'il y a un liquide épanché dans le péritoine, mais on ne peut découvrir, à cause même de la tension produite par l'épanchement, aucune tumeur des organes viscéraux. Il n'y a pas d'œdème des extrémités inférieures. La peau de cet homme est entièrement couverte de verrues. La langue est bonne, la soif médiocre, l'appétit modéré.

M. Broussais diagnostique une ascite chronique, suite de dysenterie et de fièvres intermittentes.

Pendant les premiers jours qui suivent l'entrée de cet homme à l'hôpital, on se contente de lui prescrire des aliments légers, quelques boissons rafraîchissantes. Bientôt on augmente les aliments, et on prescrit des boissons nitrées.

Il mange demi-portion de viande, de légumes et de vin blanc ; à ses boissons nitrées on ajoute une potion avec 5 décigrammes de teinture de bulbe de colchique. Ce médicament est administré sans succès jusqu'à la dose de 4 grammes par jour, on le remplace alors par la teinture de scille à la dose de cinq gouttes par jour d'abord ; la diurèse s'établit, l'épanchement diminue.

23 juin. — Le malade prend un gramme de teinture de scille. L'épanchement est presque entièrement résorbé ; le ventre n'offre plus aujourd'hui qu'une circonférence de 0^m,78 à l'appendice xiphoïde et de 0^m,69 à l'ombilic.

On reconnaît alors que le foie est dur et volumineux, on observe aussi sur l'estomac un phénomène extrêmement curieux.

Son grand cul-de-sac semble se gonfler et soulever l'hypochondre gauche, puis cette tumeur s'avance lentement vers le côté droit, elle soulève devant elle les parois abdominales qui s'affaissent après son passage. Arrivée à la région du foie, cette ondulation s'arrête un instant, puis, reprenant sa marche en sens inverse, va disparaître dans l'hypochondre gauche où elle avait commencé et ainsi de suite.

25 juin. — Le malade a quelques nausées, il se plaint d'une douleur à l'épigastre. On diminue ses aliments et on suspend les diurétiques.

26 juin. — Vomissements de matières noires analogues à du marc de café très clair, douleur vive à l'épigastre. Diète absolue ; on applique une large ventouse sur le point douloureux.

27 juin. — Mêmes vomissements, même douleur à l'épigastre. Diète absolue ; le malade prend dans la bouche des fragments de glace ; 10 sangsues à l'épigastre, cataplasmes, etc.

28 juin. — Pas d'amélioration, le pouls est à 72, le malade perd rapidement le peu de forces qui lui restait ; c'est en vain qu'aux prescriptions précédentes on ajoute des sinapismes aux pieds et aux jambes, tous les symptômes s'aggravent, et le malade succombe dans la nuit du 2 au 3 juillet.

Autopsie. — Aucune lésion du cerveau, ni des méninges.

Les plèvres et les poumons sont parfaitement sains ; pas de tubercules.

Le cœur ne présente aucune altération.

Le péritoine renferme à peine deux verres de sérosité, reste de l'épanchement ; il n'offre pas de traces d'inflammation.

L'estomac d'un volume au moins double de celui qu'il présente ordinairement, est gorgé d'un liquide brun renfermant de petits grumeaux noirs qui lui donnent tout à fait l'aspect du marc de café très clair, ce liquide ressemble parfaitement à celui rejeté par les vomissements. La membrane muqueuse de l'estomac n'est point ou est très peu ramollie et présente quelques arborisations brunes.

Le pylore est très épaissi, il offre une tumeur dure, du volume d'un œuf de poule, présentant à sa face muqueuse une large ulcé-ration dont le fond est comme cartilagineux et dont les bords irré-guliers semblent taillés à pic. Bien que toutes les tuniques de

l'estomac (excepté la péritonéale) semblent concourir à la formation
de cette tumeur, elle nous paraît surtout siéger dans la membrane
fibreuse et dans les couches celluleuses qui revêtent les deux faces
de cette membrane. Le reste de l'intestin, à part quelques arborisations rouges disséminées à sa surface, ne paraît pas être altéré.

Rate un peu volumineuse, sans lésion apparente.

Le foie présente sur toutes ses faces un grand nombre de mamelons blanchâtres, d'une consistance cartilagineuse et d'un aspect
blanc mat ; la capsule de Glisson passe au-dessus de ces plaques
sans y adhérer beaucoup plus que sur les autres points. En incisant
cet organe, nous trouvons que ces plaques blanches saillantes à
l'extérieur n'étaient que la surface libre de tumeurs nombreuses
pénétrant profondément dans la substance du foie. Variables pour
le volume de la grosseur d'une cerise à celle d'un œuf de poule
elles sont en général arrondies et se confondent sur leur bord sans
différence tranchée avec le parenchyme du foie ; aucune d'elles ne
renferme de pus.

Le pancréas est normal. Deux ganglions mésentériques ont acquis
le volume d'un œuf de pigeon et offrent le même aspect à la coupe
et la même sensation au toucher que les tumeurs du foie.

RÉFLEXIONS. — Cette observation nous montre une rare coïncidence de deux affections squirrheuses chez un sujet encore fort
jeune, dans deux organes très importants ; il importe de remarquer
surtout que la plupart des signes dits pathognomoniques ont
manqué ici, ou du moins ne se sont montrés que pour l'estomac et
seulement quelques jours avant la mort. Le phénomène d'ondulation
que nous avons décrit et qui a été déjà noté par quelques auteurs
dans des affections tendant à oblitérer l'ouverture du pylore nous
semble plus important qu'on ne le suppose généralement ; certainement ce signe peut manquer, mais, quand il existe, nous croyons
qu'il indique constamment la difficulté qu'éprouvent les matières à
passer de l'estomac à l'intestin grêle.

Quelle était la cause de l'ascite ? Il est plus que probable que
l'affection du foie a puissamment contribué à son développement
par les obstacles que cet organe tuméfié apportait à la circulation ;

mais ce n'était point la cause unique, puisque l'épanchement a pu disparaître sous l'influence des diurétiques, l'engorgement du foie persistant.

L'histoire de ce malade est des plus intéressantes à cause des difficultés énormes de diagnostic qu'il présentait et qui ont pu induire en erreur un clinicien de la valeur de Broussais. Le malade, effectivement, n'offrait à l'entrée aucun des symptômes du cancer de l'estomac; il était porteur, en revanche, d'une ascite datant de trois mois et il avait eu la dysenterie et la fièvre intermittente en Afrique, toutes considérations qui semblaient justifier le diagnostic de cirrhose hépatique, et le traitement institué en conséquence. Ce ne fut que dans les huit derniers jours, en même temps que l'ascite achevait de disparaître, que se montrèrent les signes caractéristiques de l'affection.

Observation V

GRIMSHAW. *The Dublin Journal of med. Sciences.*
T. LXIII, March 1877, p. 300.

Cancer des parois stomacales sans vomissements ni hématémèse. Diagnostic probable de cirrhose hépatique [1].

Jean C..., 33 ans, laboureur, entre le 16 octobre 1876 à Steeven's Hospital, service du docteur Grimshaw. Il revient d'Amérique où il a habité trois ans et où il a eu la fièvre intermittente. Il avoue des habitudes alcooliques, et a enduré bien des privations avant de quitter l'Amérique; il est encore actuellement sujet aux accès intermittents et présente le facies particulier des fébricitants. Il se

[1] Nous devons la traduction de cette observation à l'obligeance de M. Porteret.

plaint d'éprouver de temps en temps des crises douloureuses dans l'estomac, il a des alternatives de diarrhée et de constipation. Il est adressé au docteur Grimshaw par un de ses anciens élèves avec le diagnostic de cirrhose du foie. En raison de ce diagnostic, on examine le foie avec le plus grand soin, on ne le trouve modifié ni dans son volume, ni dans sa forme. La pression détermine une légère douleur à l'épigastre et dans l'hypochondre droit; pas d'ascite, mais le malade a eu des hémorragies intestinales répétées; pas d'hypertrophie de la rate; quelques nausées, mais jamais de vomissements répétés ; pas de dilatation de l'estomac.

Le traitement améliora peu la situation du malade et au bout de quinze jours son état avait empiré d'une manière notable, la constipation était plus marquée, les selles noires, hémorragiques, le sang tantôt altéré, tantôt rouge pur ; quelques vomissements de temps en temps.

19 novembre. — Évacuation abondante de matières noires, et apparition pour la première fois de vomissements marc de café. Le malade se plaignant alors d'une douleur très vive, il eut une syncope subite et mourut le 21 novembre au matin. A aucun moment il n'avait été possible de sentir une tumeur ou d'éveiller une violente douleur par la pression dans la région de l'estomac.

Autopsie. — Sujet émacié, rigidité cadavérique très marquée, teinte jaune-paille. Reins : le droit présente une adhérence de la capsule, les substances centrale et corticale sont dures à la coupe; le gauche est dans un état de dégénérescence graisseuse très marquée; ganglions mésentériques hypertrophiés, foie graisseux ; la vésicule biliaire est dilatée, divisée en deux poches différentes ; duodénum dilaté, côlon au contraire rétréci; l'intestin ne présente pas d'altération, mais une teinte hypérémique généralisée.

L'estomac est dilaté, rempli d'un liquide couleur marc de café et de caillots sanguins ; toute la muqueuse stomacale est recouverte de produits cancéreux, surtout la paroi postérieure ; les orifices seuls sont intacts ; la surface est tomenteuse, la paroi présente un épaississement d'un demi-pouce environ, en plusieurs points.

Comme le fait ensuite remarquer l'auteur de cette observation, il est singulier qu'une lésion aussi étendue de l'estomac ait pu être méconnue pendant la vie. Grimshaw affirme cependant s'être méfié du cancer de l'estomac à cause de la sensibilité de l'épigastre à la pression. La présence de symptômes manifestes du côté du foie, ajoute-t-il, et la disposition régulière des produits cancéreux sur les parois de l'estomac sont évidemment les causes qui cachaient la nature de l'affection. L'intégrité des orifices devait aussi contribuer à diminuer l'acuité des symptômes. La cause immédiate de la mort est certainement l'hémorragie subite qui s'est faite dans la cavité de l'estomac, ainsi que le prouve la grande quantité de caillots trouvés dans cet organe à l'autopsie.

Observation VI

Lagrange. *Bull. de la Soc. anatomique*, 1872, p. 203.

Cancer de l'estomac. Généralisation : cancers secondaires dans le foie, les poumons, le cerveau; perforation du crâne.

X..., sergent de ville, 33 ans, entre à la Pitié, dans le service de M. Marotte. Il ne peut plus faire son service depuis un mois. Il s'est aperçu d'une tumeur siégeant au creux épigastrique et dans l'hypochondre droit.

A l'examen, le foie déborde sensiblement les fausses côtes, le lobe gauche occupe tout le creux épigastrique. La paroi abdominale est fortement soulevée à ce niveau, on y sent des mamelons, des tumeurs dures, résitsantes.

Le lobe droit descend jusque dans l'hypochondre. Il présente

une arête vive et dure. Douleur à la pression. Pas de gêne à la respiration.

Élancements continuels depuis trois semaines dans la région
hépatique.

28 mars. — Le malade s'est aperçu d'une grosseur qui lui
serait survenue rapidement dans la tête ; il existe en effet, à ce
niveau, une tumeur arrondie dans laquelle on croit reconnaître de
la fluctuation. La respiration est plus dure à gauche et en arrière
qu'à droite. Crachats mucoso-purulents. T. 37° 6 ; toux légère.

Le malade n'a pas de sommeil, pas de bonne position, teint
altéré, un peu de liquide dans l'abdomen.

31 mars. — Accès de dyspnée pendant la nuit. Le malade se
plaint beaucoup. Le ventre est plus tendu ; les jambes enflent, le
teint devient jaune, terreux.

4 avril. — Depuis trois ou quatre jours, le malade se plaint
jour et nuit ; il vomit presque chaque jour ; ventre tendu, jambes
enflées. Le foie présente le même aspect dur, bosselé. Pas de douleur à la pression ; joues creuses, teint terreux, altéré. Œdème
assez prononcé des membres inférieurs. A vomi ce matin.

5 avril. — Le facies s'altère de plus en plus. Dépressions
marquées sus-claviculaires, muscles du cou saillants. Teint de
plus en plus terreux. Amaigrissement énorme en quelques jours.
Ventre et jambes enflés, râles sibilants dans la poitrine.

8 avril. — Le malade baisse de plus en plus. Il est on ne peut
plus amaigri. Teint bistré.

9 avril. — Mort à trois heures de l'après-midi.

AUTOPSIE. — Le foie a un volume énorme, il pèse 5 kilog.
Noyaux cancéreux, les uns très volumineux, les autres plus
petits ; quelques-uns font une saillie très marquée à la face con
vexe et répondent aux bosselures qu'on sentait pendant la vie.
Certaines de ces tumeurs offrent un commencement de ramollissement au centre.

L'estomac offre à sa face antérieure et supérieure, très près du
pylore, une tumeur cancéreuse qui occupe à peu près l'étendue de

deux pièces de 5 francs. Elle est irrégulière à sa surface, et l'estomac dans certains points est réduit à une minceur extrême.

La surface de cette tumeur est folliculée.

Le pancréas est dur, scléreux, non cancéreux. Ganglions
cœliaques très volumineux.

Dans le poumon quelques noyaux secondaires peu volumineux,
mais très durs.

Au cuir chevelu, après avoir fendu la tumeur dans laquelle on
avait cru reconnaître de la fluctuation pendant la vie, on s'aperçoit que la boîte crânienne est perforée. Le trou est légèrement
arrondi, irrégulier, la paroi est très amincie à ce niveau A la
coupe, la tumeur offre des lacunes dans lesquelles on trouve un
peu de sang Lacs sanguins, trabécules les séparant.

Après avoir scié le crâne, on voit que la tumeur fait une saillie
intérieure ; inégale de chaque côté de la faux du cerveau. La dure-
mère recouvre extérieurement la tumeur. Le cerveau est à ce
niveau déprimé, pâle.

Rien au cœur. La rate est un peu volumineuse. Fausses membranes péritonéales ; un peu de liquide.

Des sections ont été faites dans quelques points de la colonne
vertébrale, sans qu'on découvre de cancer secondaire.

RÉFLEXIONS. — L'interprétation de ce fait était assez difficile
pendant la vie, et pour deux raisons, la première c'est que le
cancer n'est pas commun à cet âge, et la seconde parce que le
cancer primitif du foie est chose non moins rare, en admettant que
le diagnostic de cancer du foie ait été fait.

Il est évident que la dégénérescence stomacale a passé
inaperçue pendant la vie, l'attention s'étant portée exclusivement sur la tumeur hépatique. Les vomissements, la
coloration ictérique des téguments, et surtout l'ascite et
l'œdème des membres inférieurs, pouvaient bien faire
songer, en effet, à une affection primitive du foie ; étant

donnée cependant la rareté de ce fait, il était difficile de se contenter de cette hypothèse, et par suite on comprend l'embarras des observateurs.

Par l'ensemble des phénomènes observés, ce cas répond assez exactement à ce que nous avons appelé le type des cirrhoses. Cependant il nous semble que le diagnostic exact pouvait être posé; l'épanchement était très modéré, et la tumeur située à la face antérieure du pylore devait être accessible à la palpation; de plus, les vomissements étaient assez fréquents pour attirer l'attention sur l'estomac.

Observation VII

F. CHESNEL. *Thèse de Paris*. 1877.

Anasarque et hydrothorax chez un cachectique. Pas d'autres symptômes locaux constatés que la douleur à l'épigastre. Diagnostic : albuminurie.

Le 18 février 1873, entre à la salle Saint-André de l'hôpital Necker, service de M. Laboulbène, le nommé Félix Boquet, âgé de 31 ans, qui habite Paris depuis 10 ans, et jouit d'une bonne santé habituelle, mais est sujet aux douleurs rhumatismales. Depuis un an, ces douleurs sont plus fortes, reviennent plus souvent, surtout quand le temps va changer ; elles occupent les membres et principalement les jambes, aussi bien les parties musculaires que les arctiulations. Au surplus, elles n'ont jamais été assez violentes pour lui faire suspendre son travail, plus d'un jour ou deux chaque fois.

Pendant une dizaine de jours, on ne fait plus guère attention à ce malade. Il dit que ses douleurs diminuent sous l'influence des bains de vapeur, mange assez bien et ne nous signale rien de nouveau. Cependant, le 28 février, M. Laboulbène en passant devant son lit remarque que la figure est bouffie. La peau est d'un blanc mat, comme elle l'est chez les rhumatisants ; les jambes sont fortement œdématiées, et pourtant, à notre grande surprise, il n'y a pas d'albumine dans les urines. Les bruits du cœur sont normaux, sauf un léger souffle anémique à la base. On ne trouve rien non plus dans les poumons.

Le malade, questionné sur ses antécédents, dit que, dans ces derniers temps, il a mené une existence misérable, qu'il était souvent sans travail, se nourrissant mal. M. Laboulbène croit pouvoir rattacher cette anasarque à une cachexie par alimentation insuffisante, ce que M. Bouchardat a nommé la misère physiologique. Il prescrit des toniques, du quinquina et du fer.

Pas de modification dans l'état du malade jusqu'au 6 mars. Ce jour-là, dans l'après-midi, deux heures environ après son repas, le malade est pris brusquement de douleurs très vives dans l'hypochondre et le flanc droit ainsi que dans l'épaule du même côté. Cette douleur lancinante, très pénible, persiste deux heures environ, puis disparaît complètement.

7 mars, matin. — Pas d'ictère ; pas d'albumine dans les urines. Dans la journée, il est repris des mêmes douleurs que la veille. Le soir, en percutant la poitrine, on constate en arrière, aux deux bases, de l'hydrothorax occupant à droite le quart inférieur. Les signes sont très nets ; matité absolue, abolition des vibrations ; souffle pleural très fort; égophonie. Nombreux râles muqueux existant profondément, signe d'un œdème concomitant.

Cet hydrothorax concorde parfaitement avec l'œdème des jambes, la bouffissure de la face; l'anasarque jointe à la teinte blanc mate de la peau présente absolument l'aspect de l'anasarque albuminurique.

8 mars. — La nuit a été mauvaise; dyspnée continuelle ; respiration courte, fréquente ; mêmes signes stéthoscopiques que la veille. Les urines, examinées au microscope, ne contiennent pas de cylindres. On prescrit des diurétiques légers, des purgatifs, 20 gr. d'eau-de-vie allemande.

14 mars. — En raison de l'abondance de l'épanchement à droite

et de la dyspnée qui en résulte, M. Laboulbène se décide à pratiquer la thoracentèse.

Ponction dans le cinquième espace, en avant de l'aisselle, mais
à peine peut-on obtenir quelques cuillerées de liquide citrin. On
en conclut qu'on est tombé dans une poche parfaitement close. Le
malade ne ressent, bien entendu, aucun soulagement à la suite de
cette ponction.

L'épanchement a un peu diminué. On entend maintenant le
bruit respiratoire dans toute la moitié supérieure droite en arrière
(au lieu du tiers seulement); mais, dès le lendemain 16, les signes
ont repris les caractères qu'ils avaient avant la ponction.

2 *avril*. — Aggravation considérable depuis la veille, l'anasarque augmente, gagne les parois de l'abdomen et du thorax,
devient énorme au bras et à la main droite. La respiration est
descendue à 40, le sifflement laryngé a presque disparu, mais la
faiblesse est extrême, le pouls très petit. 20 gr. d'eau-de-vie
allemande.

Pourtant le malade se soutient encore dans cet état cachectique
pendant plus d'un mois. On le purge à plusieurs reprises pour
tâcher de modifier l'œdème; on lui donne, d'autre part, tous les
stimulants et les toniques qu'on peut prescrire. L'urine ne se
modifie pas et ne présente qu'un léger trouble quand on la chauffe.
Le malade ne se plaint que de sa faiblesse extrême et parfois d'une
douleur dans le côté droit de la poitrine.

Enfin, le 6 mai, l'affaiblissement augmente encore, le malade
se plaint de vives douleurs dans le creux épigastrique et dans les
parties œdématiées. Pâleur extrême des lèvres et des muqueuses
palpébrales.

Dyspnée très grande, respiration courte, fréquente, avec sensation d'oppression. Pouls très petit, régulier. Somnolence continuelle, sans délire ni coma. Intelligence nette jusqu'à la fin.

Mort le 7 mai, à 7 heures du soir.

AUTOPSIE. — Poumons fortement congestionnés et œdématiés;
dans toute leur hauteur, ils gardent l'empreinte du doigt et laissent
couler, quand on les incise, un liquide spumeux et sanguinolent.

A droite, pleurésie purulente enkystée occupant la moitié inférieure de la cavité pleurale en arrière.

Le cœur est sain, mais petit et un peu graisseux.

Reins petits, un peu pâles mais ne présentant nullement les
lésions du mal de Bright.

Ainsi, on laissait passer la lésion primitive inaperçue lorsque
l'un des assistants, ouvrant par hasard l'estomac, découvrit un
fongus cancéreux en forme de chou-fleur, gros comme un œuf de
poule, s'implantant sur la muqueuse par une base assez large,
mais un peu plus étroite que le reste de la tumeur, de façon à
constituer une sorte de collet, de pédicule. Cette tumeur siège à
une certaine distance du pylore, mais dans le tiers pylorique de
l'estomac, près de la grande courbure. Sa consistance mollasse et
son aspect cérébriforme nous firent facilement reconnaître la variété encéphaloïde.

Le foie est graisseux. Pas de calculs dans la vésicule biliaire.
Rate normale.

Chesnel fait justement remarquer combien l'histoire de
ce malade offrait de difficultés de diagnostic. La douleur
épigastrique et la cachexie furent les seuls signes capables
de faire songer à un carcinome stomacal. On semble
cependant avoir négligé de rechercher l'existence d'une
tumeur à l'épigastre, comme on devait le faire en se
trouvant en présence d'une douleur très vive et localisée
dans cette région. On préféra ne voir dans ce malade
qu'un brightique, bien que ses urines n'eussent jamais
contenu d'albumine, et l'hydrothorax que l'on trouva plus
tard fut la seule lésion réelle constatée pendant la vie.

Aussi la découverte de la tumeur stomacale fut-elle
une surprise, ou plutôt un hasard de l'autopsie.

Observation VIII

Gaspar Griswold. *New-Yord med. Journal.*
Vol. XXVII, July, 1880, p.59.

*Vomissements alimentaires sans hématémèse chez un alcooli-
que. Soupçons de gastrite chronique. Tumeur pulsatile à
l'épigastre. Diagnostic d'anévrysme aortique* [1].

J. C..., 30 ans, Irlandais, domestique entré le 19 novembre 1879
à Bellevue Hospital, service du docteur Janeway. Pas d'antécédents
héréditaires. Il nie avoir eu la syphilis. Il avoue des excès alcooliques ces trois ou quatre dernières années, mais il n'a jamais eu de
maladie sérieuse; c'est seulement quelques semaines avant son
entrée qu'il se plaignit de douleur à l'épigastre et de sensibilité à
la pression à ce niveau. L'ingestion des aliments était suivie de
malaise, parfois même de douleur vive et ces symptômes se cal-
maient lorsque survenaient des vomissements. Ces vomissements
se produisant peu de temps après l'ingestion des aliments, avaient
causé beaucoup d'ennui au malade quelques semaines avant son
entrée. A aucun moment il n'a remarqué qu'il y eût du sang
parmi les matières vomies. Il est pâle et défait, il ne peut supporter que les mets les plus agréables et encore en très petite
quantité. Anorexie très marquée, langue épaisse, saburrale.
L'examen de l'abdomen ne révèle ni hypertrophie de la rate,
ni diminution de la matité hépatique; pas d'ascite, pas d'ictère à
aucun moment. On repousse l'idée de cirrhose du foie.

On ne trouve aucune tumeur, il n'y a pas d'ailleurs d'antécédents
cancéreux dans sa famille. Ces particularités, ainsi que l'âge du
sujet et l'absence totale d'hématémèses, semblaient donc devoir

----

[1] Nous devons la traduction de cette observation à l'obligeance de
M. Porteret, interne des hôpitaux.

faire rejeter le diagnostic de cancer de l'estomac. Le sexe, les douleurs sourdes et vagues, l'absence d'hématémèse étaient également contraires à l'idée d'ulcère de l'estomac, on en arrive à porter le diagnostic de gastrite subaiguë.

20 janvier 1880. — Les vomissements continuent en dépit du traitement ; le malade va de plus en plus mal. Toujours pas d'hématémèse. Un examen attentif révèle aujourd'hui l'existence d'une tumeur à l'épigastre, cette tumeur semble être le siège de battements. Le malade est peu docile et la contraction des muscles abdominaux rend l'examen difficile. L'auscultation au niveau de la tumeur révèle un double souffle qui est considéré comme étant d'origine vasculaire. Le malade n'a jamais éprouvé de douleur dans le dos ; malgré cela, l'existence d'un anévrysme abdominal est plus que probable.

25 janvier. — Pas de changement notable. Vomissement après le repas, douleur épigastrique, langue chargée, amaigrissement; tous ces symptômes continuent comme par le passé. L'état du malade empire plutôt qu'il ne s'améliore ; la tumeur épigastrique a légèrement augmenté de volume ; on entend plus distinctement le double souffle, on ne le perçoit pourtant pas en arrière. Les pulsations de la tumeur, quoique peu marquées, sont cependant distinctes. Le diagnostic d'anévrysme est adopté.

10 avril. — Le malade est plus faible, il garde plus longtemps le lit ; à part une légère augmentation de volume, pas de changement notable dans la tumeur; tous les symptômes persistent sans modification importante. Pas d'hématémèse, on n'entend toujours pas de souffle en arrière. L'état mental du malade empêche un examen plus complet.

23 mai. — Le malade a continué à aller plus mal, il meurt de consomption sans avoir présenté de nouvelles particularités.

L'autopsie fait découvrir un squirrhe du pylore avec des adhésions intimes aux organes voisins. La tumeur a environ le volume d'une orange. L'orifice pylorique du côté du duodenum commence à se rétrécir, mais il admet encore facilement le petit doigt. On ne trouve de dépôts cancéreux sur aucun autre viscère. L'aorte est

absolument normale; le double souffle entendu pendant la vie était
dû à la compression du vaisseau par la tumeur. Rien de particulier à l'examen des autres organes.

Malgré les difficultés nombreuses du diagnostic, il nous
semble singulier qu'on ait pu songer dans ce cas à un
anévrysme de l'aorte abdominale. En l'absence d'hématémèse, l'anorexie, les vomissements alimentaires, la
douleur épigastrique devaient au moins faire admettre
une affection de l'estomac. Aussi le diagnostic de gastrite
subaiguë est-il bien plus rationnel que celui d'anévrysme.

Mais ce qu'il y a de plus curieux dans cette observation,
c'est que ce fut précisément lorsque la découverte de la
tumeur eût dû remettre les observateurs sur la voie de la
véritable maladie, que ceux-ci s'en éloignèrent davantage.
A ce moment, il ne manquait en effet, au syndrome clinique
du cancer de l'estomac, que le phénomène du vomissement noir dont l'absence possible est connue de tout le
monde. Cependant les médecins ne voulurent voir dans
cette tumeur que ses caractères pulsatiles, sans se méfier
le moins du monde du fait, pourtant banal, de la transmis-
sion des battements artériels aux néoplasmes situés dans
le voisinage d'une artère volumineuse.

Observation IX

A. SCHEFFER. *Jahrbuch für Kinderheilkunde.*
Bnd XV. Leipzig, 1880.

*Cancer de l'estomac et de la rate chez un enfant de qua-
torze ans. Anorexie, douleur et signes de tumeur dans*

l'hypochondre gauche. Vomissements alimentaires vingt jours avant la mort. Pas d'hématémèse. Diagnostic: cancer de la rate.

Michel Baumer, âgé de 14 ans, entre le 2 mai 1877 à la clinique des enfants du professeur Kohts, à Strasbourg.

On ne peut obtenir que des notes très vagues ; le malade, enfant naturel, a été abandonné par sa mère depuis quelques années ; il a été envoyé dans un orphelinat dans un village éloigné de Strasbourg, pour y apprendre un état.

Le malade affirme s'être toujours bien porté antérieurement. Depuis neuf semaines, il se sent malade, et il l'attribue à un refroidissement. Il ne donne du reste que des renseignements peu précis et il se contredit à plusieurs reprises. Il prétend avoir toujours ressenti, depuis le début de sa maladie, une douleur dans le côté gauche ; il a perdu l'appétit et il ne peut dormir comme d'habitude à cause de sa douleur. Il n'a jamais rien éprouvé du côté des organes respiratoires, ni douleur, ni toux.

A son entrée, la température est à 38°2 le matin, le pouls un peu accéléré à 126, la respiration à 28. Voici son état au 3 mai :

Le malade fait une triste impression ; le visage est blafard, avec une teinte jaunâtre, la muqueuse conjonctivale et labiale est profondément anémiée ; la peau est jaunâtre, comme chez les individus cachectiques ; elle est sèche, rugueuse et l'on remarque aux extrémités une grande quantité de lamelles épidermiques en voie d'exfoliation. Pas d'œdème, ni d'exanthème : on n'aperçoit nulle part de lymphatiques saillants. Le panicule adipeux a presque totalement disparu ; la musculature est peu développée, la charpente osseuse est très grêle.

Le malade affectionne le décubitus dorsal, mais il peut en changer très facilement et sans douleur. La peau n'est pas chaude, le pouls est petit. Pas de troubles sensoriels. Respiration costo-abdominale ; les espaces intercostaux sont larges ; la partie inférieure du thorax paraît avoir une excursion moins ample du côté gauche ; les espaces intercostaux paraissent plus larges à ce niveau, et la moindre pression y éveille une douleur assez vive : les espaces intercostaux supérieurs du côté gauche paraissent plus étroits qu'à droite.

Percussion normale en avant : pas d'augmentation de volume du foie. A gauche, on remarque des pulsations très visibles dans le deuxième espace intercostal et des pulsations dans le quatrième et le cinquième, en dedans de la ligne mamelonnaire ; à gauche, dans la fosse sous-claviculaire, le son est fort, plein, profond ; il s'obscurcit un peu vers la troisième côte et prend un timbre tympanique, qu'il revêt franchement au-dessous de la cinquième. Dans la ligne axillaire, à gauche, le son est un peu obscur et tympanique vers la sixième côte ; la matité s'accentue au-dessous, et se laisse poursuivre jusque sous les fausses côtes. Rien du côté du cœur ; aux poumons, pas de bruits anormaux. A gauche, la percussion montre un peu de matité au-dessous de l'épine de l'omoplate, celle-ci devient absolue au niveau de la septième côte. Dans toute l'étendue de cette zone de matité, la respiration prend à l'auscultation un caractère bronchique pendant l'expiration.

La langue est blanche, humide. Pas de vomissements. L'abdomen paraît proéminent à sa partie supérieure, et la palpation indique que le côté gauche est légèrement plus saillant ; on provoque, en un seul point, qui est le point saillant à gauche, une très vive douleur, et l'on ressent au même niveau une légère résistance. A une palpation méthodique, on reconnaît la présence d'une tumeur lisse dont le bord antérieur s'avance à un centimètre et demi de la ligne blanche, et s'étend inférieurement à une largeur de main de l'épine iliaque antérieure et supérieure.

Le patient éprouve à ce niveau une vive douleur dont il se plaint longtemps encore après l'examen. La limite de cette tumeur paraît répondre à la rate hypertrophiée.

La palpation permet de constater en avant du bord antérieur, jusqu'à la ligne médiane et au delà, un bruit de succussion.

Selles normales, de consistance dure. Urines 600 cent. c. rougeâtres ; poids spéc. 1020. Pas d'albumine.

L'examen du sang montre une augmentation considérable des globules blancs (20 dans le champ du microscope).

Prescription : cataplasme ; vin de quina ; régime tonique.

Les jours suivants, et jusqu'au 8 mai, la température a oscillé entre 36°7 et 37°1, le matin 38° et 38°1 le soir. Le patient est apathique; son sommeil est interrompu par des douleurs lancinantes qu'il éprouve dans le côté gauche.

Jusqu'au 13 mai, le malade se plaignit d'une vive douleur à la tête; la douleur du côté gauche le poursuivait sans relâche. Les urines ne contiennent toujours pas d'albumine.

14 mai. — Vomissement, le premier depuis le commencement de la maladie; le malade expulse les aliments, sans mélange de matières bilieuses.

Dans les semaines suivantes, la température s'éleva, avec un caractère irrégulièrement rémittent; elle atteint 39°2 et 39°8.

23 mai. — Nouveau vomissement alimentaire. Le patient devient d'une maigreur squelettique; il est tellement faible qu'il peut à peine se remuer dans son lit.

28 mai. — Accès de dyspnée; le malade est obligé de s'asseoir sur son lit; il se plaint toujours d'une douleur à l'hypochondre gauche. Sinapismes, injections de morphine.

Les jours suivants, les accès de dyspnée se répètent.

2 juin. — La température s'élève à 40°; le patient a un aspect absolument cachectique. L'exploration du thorax montre de la matité en bas et en arrière. L'examen ophtalmoscopique ne montre ni les altérations spéciales de la leucémie, ni du tubercule.

3 juin. — Temp. 38°4 le soir. Le patient est très agité, à cause de sa douleur et de sa dyspnée.

4 juin. — Collapsus, traits étirés, nez effilé, pommettes saillantes. Vomissement vers trois heures, rouge foncé, et marc de café; incontinence de l'urine et des matières fécales. Mort à six heures du soir.

Autopsie, par Recklinghausen. — Cerveau volumineux. Imbibition des méninges. L'abdomen est saillant, plus à gauche qu'à droite. Il contient un liquide abondant, mêlé de débris floconneux. Anses intestinales agglutinées dans une grande étendue. Estomac dilaté, adhérent au foie et à l'épiploon. Une fois ces adhérences rompues, on tombe sur une masse de tissu blanc, dur, qui constitue, le long

des mammaires internes, à gauche, trois tumeurs oviformes, appartenant probablement à des ganglions ; la coupe est granuleuse et
donne beaucoup de liquide. De même à droite des mammaires
internes, les ganglions qui se trouvent au niveau du manubrium
offrent la même lésion, mais moins avancée. Le poumon gauche est
totalement adhérent. 200 c. c. de liquide dans le péricarde. Un
petit kyste, rempli d'un liquide sanguinolent, se trouve sur le
bord du cœur gauche.

Le diaphragme est adhérent à la moitié gauche de la paroi
thoracique. Le poumon droit offre un peu d'œdème.

L'œsophage est dilaté.

L'estomac, distendu, est soudé à la portion gauche du diaphragme. Point de perforation, légères adhérences au foie, ganglions mésentériques, durs, volumineux, laissant échapper beaucoup de liquide. Quelques nodosités blanchâtres au niveau du
repli péritonéal du rein gauche. Rein droit pâle et volumineux.

Le fond de l'estomac, malgré la dilatation, paraît petit, rétréci
qu'il est par la tumeur. On y remarque une grande ulcération
s'étendant presque jusqu'au cardia, à bords légèrement enroulés ;
au milieu, on trouve une masse fragmentée noirâtre ; le pylore a
une teinte rouge ; il n'est pas obstrué. On trouve, appliquées contre
la colonne, des tumeurs semblables à celles que nous avons signalées.

Le rein gauche est adhérent à la tumeur.

Le poumon gauche est mou, œdémateux.

Sous le diaphragme qui est adhérent, on trouve une cavité,
remplie d'air, et qui occupe la place de la rate ; cette cavité est
limitée par du tissu conjonctif et par le tissu de la rate encore
respecté. On peut isoler aussi un fragment volumineux, un fragment de rate probablement.

Dans l'intestin grêle, liquide rouge noirâtre ; grumeaux sur la
partie inférieure. Au niveau de l'extrémité supérieure de la rate,
et de l'extrémité inférieure, se trouvent de grosses masses néoplasiques, soulevant le diaphragme. Au niveau du cardia, on voit
une tumeur qui occupe la partie stomacale dégénérée tout entière,
la petite courbure montre de nombreux nodules de même nature ;
certains points sont complètement caséeux.

L'examen microscopique, pratiqué sur des morceaux durcis de
la tumeur, a montré qu'il s'agissait d'une tumeur encéphaloïde.
On y voyait de nombreuses cellules rondes, granuleuses ; dans des
alvéoles irréguliers disposés au milieu du stroma, celui ci res-
semblait en beaucoup de points au tissu conjonctif ordinaire ; ailleurs, il se rapprochait du tissu réticulé.

RÉFLEXIONS. — Le diagnostic porté pendant la vie était : cancer
primitif de la rate. Nous pensons que c'est le seul auquel on pût
songer, étant donnés les symptômes observés, tumeur dans l'hypochondre, douleur, perte d'appétit, vomissements alimentaires,
perte de forces, dyspnée, etc. La tumeur appartenait-elle bien à
la rate? On aurait pu la confondre avec une tumeur des reins, mais
l'urine était normale, de plus l'intestin n'était pas placé en avant
de tous côtés, comme c'est le cas pour une tumeur des reins.

On pouvait penser, pour expliquer cette tumeur de la rate, à la
leucemie ; les douleurs auraient été expliquées par un processus
irritatif survenu accidentellement, par un traumatisme par
exemple. Mais aucun renseignement n'autorisait une semblable
hypothèse. De plus, le nombre des globules blancs, quoique augmenté, n'était pas suffisant pour correspondre à une pareille
lésion ; l'examen ophtalmoscopique du reste a été négatif.

Une tumeur à échinocoques est une grande rareté ; elle évolue
du reste sans symptômes généraux bien marqués. La cachexie
survenant rapidement est un bon signe différentiel, même dans le
cas où l'on supposerait le kyste enflammé, d'où fièvre rémittente
comme chez notre sujet ; sans compter les douleurs lancinantes qui
manquent dans la tumeur parasitaire.

Pouvait-on penser à de la tuberculose? On avait contre cette
hypothèse l'absence de toute manifestation tuberculeuse dans les
autres organes ; de plus, la tuberculose n'amène pas une hyper-
mégalie notable de la rate, et n'entraîne pas les vives douleurs
ressenties par notre sujet.

Reste l'hypothèse d'un carcinome. On connaît la rareté de ces
tumeurs, rareté sur laquelle insiste Cruveilhier. Lebert ne l'y a
jamais rencontrée que comme tumeur secondaire.

En compulsant les auteurs, nous avons trouvé huit cas de cancer primitif de la rate, et encore n'avons-nous pas trouvé de symptomatologie, mais seulement une mention.

Dans notre cas, nous avions tumeur de la rate, inappétence, cachexie, perte de forces, accès de fièvre et douleur. Il y a eu, à un moment, un peu d'épanchement pleurétique. La dyspnée tenait à la douleur intense du côté gauche.

Il s'agissait dans notre cas d'un cancer de l'estomac ayant envahi la rate, en la détruisant en grande partie. C'est le premier cas de ce genre qui ait encore été signalé chez l'enfant.

Les symptômes du côté de l'estomac étaient combinés de telle sorte à ceux du côté de la rate qu'il n'était pas possible de les rapporter à leur véritable origine et qu'une méprise était fatale.

DEUXIÈME GROUPE

Nous avons rangé dans ce groupe celles de nos observations où l'origine de la maladie a pu être attribuée au tube digestif, sans qu'on ait reconnu cependant la nature cancéreuse et stomacale de l'affection.

L'histoire des malades qui font partie de cette seconde catégorie présente peut-être plus de variétés que celle du groupe précédent, et, à mesure que l'esprit des observateurs se rapproche plus facilement du siège véritable de la lésion, il est curieux de voir leurs hésitations redoubler, et leurs répugnances s'affirmer plus nettement contre la possibilité du cancer du ventricule.

Cette particularité est fort intéressante à noter et elle témoigne d'une prévention très accusée contre l'existence du cancer précoce. Si, en effet, chez les malades de notre premier groupe, le vague de la symptomatologie et la prédominance des signes de cirrhose laissaient le champ libre à une foule d'hypothèses, les phénomènes gastriques étaient du moins assez marqués chez ceux que nous allons examiner, pour fixer plus vivement l'attention des médecins, et l'on ne devait pas, sous le seul prétexte de la jeunesse du sujet, repousser l'idée de carcinome. Nous ne nous permettrons pas de mettre en doute le moins du monde la perspicacité des observateurs, mais on verra, dans tous les faits que nous avons reproduits, que plus d'une fois les signes de la dégénérescence méritaient d'être pris en considération ; tout incomplets qu'ils fussent, ils auraient certainement été discutés plus sérieusement chez un sujet d'âge plus avancé.

Nous trouvons cependant dans notre second groupe une certaine catégorie d'observations qu'une nouvelle particularité est venue compliquer, en ajoutant encore aux difficultés du diagnostic. Nous voulons parler des faits où le carcinome s'est rencontré chez des femmes enceintes, et dans lesquels la persistance des vomissements a fait croire à un phénomène pathologique de la grossesse. La méprise est si facile du reste, en l'absence des signes physiques de la tumeur, que nous voyons dans chacun des quatre cas que nous citons, les médecins et les accoucheurs les plus distingués se réunir en consultation et discuter l'urgence de l'avortement provoqué. Cette opération a été d'ailleurs pratiquée trois fois pour ce motif ; la quatrième malade avorta spontanément.

Dans ces quatre observations, le vomissement, et peutêtre aussi la gastralgie, était le seul symptôme relevé du côté des voies digestives. Cependant l'attention aurait dû être éveillée dans deux de ces cas, par cette circonstance que les vomissements avaient commencé avant le début de la grossesse. Il n'a pas été possible de tirer partie du renseignement fourni par l'œdème des membres inférieurs, ce symptôme se montrant fréquemment dans la grossesse, où il peut être produit par la compression de la veine cave, par l'utérus gravide, ou mêmepar la cachexie séreuse spéciale que Stolz a décrit chez les femmes enceintes et les nouvelles accouchées.

L'hématémèse ne s'est pas montrée dans trois de ces observations, non plus que la tumeur. Dans la quatrième (obs. X), la malade présentait, après l'avortement provoqué, une ascite très volumineuse qui fut ponctionnée ; l'évacuation du liquide permit alors de sentir assez nettement la tumeur de l'épigastre. Les vomissements marc de café survinrent trois jours après et confirmèrent le diagnostic ; mais ces phénomènes ne précédèrent que d'une semaine la terminaison fatale.

Dans les autres observations, on crut avoir affaire, une fois à une simple dyspepsie gastralgique, et une autre fois, à un ulcère rond de l'estomac à cause de l'abondance et de la fréquence des hématémèses. Dans un autre cas, la tumeur se rencontrait chez un garçon de dix-sept ans, ayant conservé tout son appétit, sans aspect cachectique, et se plaignant seulement de vomissements et de constipation ; on pensa alors à une obstruction intestinale, et l'autopsie seule fit reconnaître la nature cancéreuse de l'affection.

Il nous reste enfin une dernière observation où l'on porta le diagnostic invraisemblable de ver solitaire. Il s'agissait d'un soldat doué d'un vigoureux appétit, et qui comparaît à des morsures ou à des pincements, les douleurs violentes

qu'il ressentait à l'épigastre, et qu'il attribuait à un ver
solitaire. Les médecins traitants ne firent du reste aucune
difficulté d'accepter son diagnostic. Le malade ne présentait pas d'autres symptômes que la douleur, l'amaigrissement et quelques nausées ; les vomissements furent tardifs.

Voici les observations des malades de notre deuxième
groupe. Nous donnons d'abord celles où l'affection se présenta sous les apparences de vomissements incoercibles
liés à la grossesse.

Observation X

AUDIBERT. *Lyon médical*, 1876, t. XXII, p. 511.

Vomissements incoercibles et gastralgie chez une femme
enceinte, âgée de 25 ans. Accouchement prématuré artificiel.
Ascite. Diagnostic après la ponction; hématémèse, les six
derniers jours.

Claudine M......., 25 ans, de Saint-Victor (Loire), entre le
11 mars 1876, à la Charité, salle Sainte-Thérèse, dans le service
gynécologique de M. Delore. Dans ses antécédents de famille,
aucune particularité notable, rien qui permette d'y soupçonner la
diathèse cancéreuse ; père mort d'accident, mère bien portante,
un frère également bien portant, sept frères morts en bas âge. Dans
ses antécédents personnels, pas de maladies ; bonne constitution,
vigueur et embonpoint même jusqu'à l'année 1875.

Première apparition des règles à l'âge de dix-sept ans ; depuis,
menstruation régulière et peu abondante ; mariage à l'âge de
vingt ans ; depuis, vie plus pénible, ennuis, mauvais traitements,
misère. Cinq accouchements, tous longs, mais réguliers et sans
suites pathologiques. Pas de fausses couches. Des cinq enfants,

trois sont morts à sept semaines, les autres se portent bien ; la mère en a allaité quatre.

C'est au milieu de juin 1875 et dès les premiers jours du dernier allaitement que survinrent des crises de gastralgie, suivies de vomissements. Les douleurs, lancinantes, très vives, se déclaraient à l'épigastre et dans la région du sein droit et de là s'irradiaient dans tout le côté droit et l'abdomen ; aussitôt la malade avait des nausées et vomissait soit une petite quantité d'un liquide muqueux ou biliaire, soit des matières alimentaires. Ces crises survenaient, sans cause appréciable, d'abord tous les deux ou trois jours, puis tous les jours deux ou trois fois. Cependant l'appétit n'était pas sensiblement diminué et l'estomac conservait les aliments lorsqu'ils étaient du goût de la malade. Elle persévéra dans l'allaitement pendant trois mois ; mais les symptômes s'aggravant toujours, elle confia son enfant à une mercenaire.

A ce moment, elle avait déjà beaucoup maigri et perdu de ses forces. Elle attendit en vain une amélioration qui ne vint pas ; au contraire, les douleurs et les vomissements augmentèrent rapidement de nombre, de durée et d'intensité.

A l'entrée, anémie profonde, sans œdème, sans bruits de souffle, petite toux sèche, rien à l'auscultation des poumons, rien à l'examen de l'abdomen, sauf de l'hypéralgésie au creux épigastrique. Apyrexie.

Le sujet accuse des alternatives de froid et de vapeurs, mais se plaint surtout de douleurs gastralgiques, avec point à l'épigastre et point au dos, revenant par crises six à huit fois le jour, et étant presque continuelles la nuit ; vomissements très fréquents à chaque crise et souvent après les efforts de toux ; à en croire la malade, aucun aliment ne serait gardé.

Les moyens thérapeutiques les plus variés sont successivement employés : potions effervescentes, pilules et potions opiacées, injections hypodermiques de morphine, potions au chloral, etc. ; vésicatoires à l'épigastre, diète lactée, douches froides ; les symptômes ne s'amendent pas. Une seule fois, rémission de quelques jours consécutivement à l'action d'un vomitif.

Dans les premiers jours du mois de janvier, on note un symptôme nouveau ; ce sont des douleurs lombaires fixes. Le 8 janvier, la malade disant qu'elle se croit enceinte et qu'elle a ressenti des mouvements actifs dans le ventre, on l'examine, sans rien trouver au point de vue de la grossesse ; on ne découvre pas de tumeur.

La malade quitte alors l'Hôtel-Dieu (8 mars), sans amélioration et trois jours après entre à l'hospice de la Charité.

Dans l'observation du service de gynécologie, nous retrouvons signalés tous les symptômes précédemment décrits ; on insiste sur la violence des douleurs, sur la fréquence des crises et des vomissements, qui ont augmenté considérablement ; les crises surviennent toutes les demi-heures, et l'estomac rejette tous les aliments, solides et liquides ; l'état général peut se résumer en ces mots : anémie extrême. Rien à la poitrine. A l'examen des organes pelviens et abdominaux, on ne note que les signes d'une grossesse d'environ quatre mois et demi.

Les divers modes de traitement applicables à la gastralgie et aux vomissements furent à peu près tous essayés et sans succès. Les douches froides, la glace à l'intérieur, entre autres, ne procurèrent pas de soulagement. Au mois de mai, on se trouvait à bout de ressources médicales.

Cependant l'état de la malade n'avait jamais été aussi grave ; en voici l'analyse.

1er mai: — Décoloration et blancheur mate des téguments, y compris ceux de la face, flaccidité des chairs, élongation des traits, maigreur considérable, rides profondes, faiblesse extrême, séjour ininterrompu au lit, dans la position assise, le tronc soutenu en arrière, dyspnée permanente, palpitations violentes aux moindres efforts ; œdème mou des pieds et des jambes peu marqué. Pouls petit, dépressible. Plaintes et cris incessants. Persistance de la gastralgie arrivée à son apogée. Douleurs névralgiques généralisées ; vives souffrances à la pression la plus légère sur la région épigastrique, et au moindre attouchement d'un point quelconque de la surface cutanée des membres aussi bien que du tronc. Découragement profond, grande irritabilité du caractère ; pas de trouble de l'intelligence. Appétit diminué, non pas aboli ; langue large à enduit blanchâtre ; après chaque bouchée, chaque gorgée, les aliments solides et les liquides sont rendus sans effort, comme par régurgitation ; il y a aussi des régurgitations de matières muqueuses, et plus rarement d'une sorte de sérosité jaunâtre. Constipation habituelle. De temps en temps toux nerveuse ; rien aux poumons. Impulsion du cœur très faible ; pas de souffles cardio-vasculaires. Miction normale, urines pâles, mais toujours normales. Percussion et palpation de la région gastrique impossibles, pas de déformations. Pas de fièvre ; température plutôt au-dessous qu'au-dessus de la normale.

On voit, par cet exposé, qu'il était facile de prévoir une terminaison fatale à courte échéance. Par surcroît, cette pauvre femme était enceinte. Elle avait demandé déjà bien souvent, elle implorait aujourd'hui l'avortement comme une grâce. M. Delore eut une consultation avec M. Bouchacourt à ce sujet et, après avoir attendu quelques jours, on se décida à provoquer l'expulsion du fœtus.

8 mai. — Aucune amélioration n'étant obtenue, M. Bouchacourt commence la dilatation du col par l'introduction d'une éponge préparée. De faibles contractions apparaissent seulement pendant la nuit. Cependant, la dilatation n'avançant pas, au bout de quarante-huit heures, la version est décidée. On donne le chloroforme, le col est dilaté avec le doigt, et, après quarante minutes d'efforts, la main peut pénétrer dans l'utérus ; l'extraction du fœtus dure environ une demi-heure ; celle du placenta est opérée sans difficulté immédiatement après.

La nuit du 10 fut très mauvaise ; elle eut de fréquentes envies de vomir et perdit un peu de sang. Le 11, au matin, le pouls est à 130, le facies très déprimé ; l'abdomen tendu, douloureux à la pression et spontanément.

12 mai. — Température à 38° 6 ; pouls à 96. Tension et douleurs abdominales déjà bien moins intenses, miction normale, langue humide. Pendant la nuit, quelques heures de sommeil, un seul vomissement.

Du 12 au 18 mai, la sensibilité de l'abdomen décroit progressivement ; dès le 15, les parois sont assez souples pour qu'on puisse établir que l'utérus n'est plus qu'à 0^m, 03 au-dessus du pubis.

Du côté des troubles digestifs, il y avait une amélioration ; la malade, depuis son opération, se plaignait beaucoup moins ; elle avait passé plusieurs jours sans vomir, et les vomissements n'avaient jamais été au-delà de neuf par jour ; elle avait pu dormir un peu et garder quelques aliments. Toutefois, l'état général n'avait guère changé ; l'anémie, la faiblesse étaient extrêmes ; le moral ne s'était pas relevé.

Pendant trois semaines, l'amélioration se maintint et fit même quelques progrès. La malade peut se lever presque tous les jours et prendre l'air dans les corridors voisins. Avec l'appétit et les forces, un peu de courage et de gaieté étaient revenus. Les vomissements ne dépassaient pas le chiffre de deux ou trois par jour ; leur acidité très prononcée était combattue assez efficacement par l'eau de Vichy. Les douleurs étaient intolérables et contre ce symptôme des frictions suffisaient à la malade. Elle acceptait avec confiance les cautérisations et les pansements quotidiens de l'ulcération qu'elle portait au col de l'utérus.

Mais, le 7 juin, au soir, nous trouvons la malade dans son lit assise, oppressée, les traits étirés par la souffrance, la face abattue. Elle nous dit que, vers les deux heures, elle a senti comme un craquement dans ses reins à l'occasion d'un léger mouvement, et qu'elle y éprouve des douleurs fulgurantes atroces ; elle est persuadée que sa colonne vertébrale est cassée. L'examen physique ne fait rien découvrir, si ce n'est une hyperesthésie très marquée de tout le dos. Il n'y a pas de fièvre.

A partir de ce jour, la malade ne quitte plus le lit. Des douleurs névralgiques violentes, généralisées, indescriptibles, ne lui laissent ni paix ni trève. En même temps, les vomissements avaient repris une plus grande fréquence que jamais ; les matières rendues sont des aliments et des sécrétions muqueuses. On ne tarde pas à s'apercevoir que le ventre augmente de volume. Le 15 juin, on peut s'assurer qu'il existe un épanchement liquide dans le péritoine ; ce même jour, on entend dans toute la région précordiale un bruit très rude, systolique, avec maximum à la pointe ; le pouls est régulier, mais petit, misérable, les extrémités refroidies ; il y a un peu d'œdème autour des malléoles.

29 juin. — Rien n'a changé, sauf l'ascite qui a pris des proportions considérables ; la peau du ventre est tendue, lisse, miroitante ; l'œdème inférieur remonte jusqu'aux cuisses. La ponction de l'abdomen est opérée : il s'écoule environ douze litres d'un liquide citrin, sans flocons. C'est immédiatement après la ponction que le diagnostic, réservé jusque-là, fut définitivement posé : Claudine M... avait un cancer de l'estomac. En effet, une énorme masse dure et mamelonnée fut sentie dans la région épigastrique. Il existait aussi probablement d'autres tumeurs dans le ventre, surtout à gauche ; l'examen court et précipité, fait au milieu des cris de la malade, ne permit pas de préciser davantage.

La mort eut lieu le neuvième jour après la ponction. Les douleurs persistèrent jusqu'à la fin. Les vomissements, au nombre de dix ou vingt par jour, se faisaient sans efforts ; jusqu'au 1er juillet, ils restèrent muqueux ; ce jour-là, pour la première fois, les matières rendues ressemblent à de la suie délayée, et depuis elles conservèrent ce caractère. La malade ne toussait plus ; elle avait toujours une diarrhée légère, sans melæna ; les urines devinrent de plus en plus rares, sans être jamais albumineuses. Une série de crises, pendant lesquelles furent notés tous les symptômes des hémorragies internes, commença la veille de la première hématémèse ; les lypothymies et les syncopes allèrent en se rapprochant ; il y en eut six ou sept la veille de la mort ; celle-ci survint à la suite d'une de ces crises, le 6 juillet, à quatre heures du soir. Pendant les derniers jours, le teint perdit sa blancheur mate pour prendre une couleur cyanique de plus en plus prononcée.

Autopsie. — Œdème des membres inférieurs, plus prononcé à gauche ; caillots noirs et mous dans les veines fémorales.

Abdomen : à l'incision, il s'écoule huit ou dix litres d'un liquide séro-floconneux ; autour du point ponctionné, sur un rayon de 5 centimètres, il existe des fausses membranes inflammatoires. Les parois abdominales, libres d'adhérences, ayant été rejetées en dehors, l'attention se porte tout d'abord sur l'estomac ; le grand cul-de-sac distendu déborde dans l'hypochondre gauche ; le reste est caché par le lobe gauche du foie, le côlon transverse, et une masse intermédiaire qu'il nous faut décrire : c'est une agglomération de petites tumeurs noyées dans une atmosphère cellulaire et adipeuse, allant du volume d'une tête d'épingle à celui d'un petit pois, de couleur blanc jaunâtre, de consistance ferme, de forme arrondie, et au milieu desquelles on trouve une tumeur plus considérable, grosse comme une pomme d'api, mamelonnée, squirrheuse. Cette masse est détachée avec assez de peine du côlon transverse et de l'estomac.

Inutile de décrire longuement l'altération de l'estomac ; la petite courbure et toute la région pylorique sont en dégénérescence cancéreuse diffuse ; les limites de la lésion sont marquées par un bord sinueux, progressivement aminci du côté du grand cul-de-sac, et par un anneau de moins d'un centimètre de large, contigu au pylore, formé par la muqueuse duodénale épaissie et indurée, un crayon peut à peine être introduit dans l'orifice pylorique. A la surface interne, on trouve après lavage deux ulcérations profondes, mais pas de perforation de gros vaisseaux. Les différentes couches des parois et les enveloppes du ventricule sont impossibles à distinguer. La plus grande épaisseur du néoplasme atteint 5 centimètres. Le cardia, les parois du grand cul-de-sac paraissent être à l'état normal. Dans la cavité stomacale, il n'y avait pas de traces de gaz, mais uniquement deux litres environ d'un liquide pâteux, à odeur aigrelette.

Les organes voisins de la lésion stomacale ne présentent pas d'autre altération qu'un épaississement fibreux du péritoine et de leur membrane propre. Deux ganglions seulement sont augmentés de volume et de consistance, et sans doute dégénérés. La rate, les reins, les intestins, la vessie sont parfaitement sains. Dans la fosse iliaque gauche, on trouve une tumeur ovoïde, de la grosseur de deux poings, libre, flottante, pédiculée ; le pédicule est constitué par la trompe utérine gauche, la coupe fait voir un tissu fibro-lardacé, creusé d'une dizaine de petites cavités à contenu lactescent, à parois épaisses, jaunâtres ; des îlots très vasculaires sont irrégulièrement disséminés.

A l'examen histologique de la tumeur de l'estomac, on trouve un tissu alvéolaire, et des travées fibreuses très fines ; alvéoles très étroites, fusiformes, cellules polymorphes, granulations graisseuses. Même structure pour la tumeur de l'ovaire.

Nous avons reproduit à peu près *in extenso* et malgré sa longueur cette intéressante observation. On y trouve, décrites avec un soin minutieux, toutes les circonstances de la maladie, et principalement ce qui a trait aux vomissements, à la gastralgie et à l'ascite. L'histoire de cette malade présente toutes les particularités que nous avons signalées comme étant de nature à faire croire à des vomissements incoercibles liés à la grossesse. On aurait pu néanmoins tenir compte de ce fait que les troubles gastriques et la gastralgie avaient précédé de plusieurs mois le début de la grossesse.

Plus tard l'ascite est encore venue compliquer la situation et gêner le diagnostic. Une autre circonstance a pu également donner le change aux gynécologistes, c'est la présence sur le col de l'utérus d'une ulcération nécessitant des cautérisations quotidiennes. On sait que les affections du col provoquent parfois des vomissements par action réflexe, et nous ne serions pas surpris que la grossesse une fois terminée, on eût songé à cette ulcération pour expliquer cette persistance des vomissements. Mais ce n'est là qu'une supposition de notre part.

Observation XI

VASLIN. *Bulletin de la Société d'anatomie*, 1868, p. 129

Cancer du foie et de l'estomac ; mort par suite de vomissements incoercibles liés à une grossesse (?)

Une femme de 27 ans, enceinte de six mois, entra dans le ser-

vice de M. Gallard, à Lariboisière, pour des vomissements incoercibles. Cette femme, qui avait déjà eu deux grossesses normales, et
normalement terminées, étant devenue enceinte pour la troisième
fois, vit sa santé s'altérer vers le troisième mois ; l'appétit devint
bizarre, les digestions s'accompagnèrent de nausées et quelquefois
de vomissements alimentaires. Puis, ceux-ci devinrent plus fréquents et plus pénibles. Dès lors, la santé générale fut profondément atteinte, et les divers traitements n'amenèrent aucune
amélioration. M. Tarnier, ayant vu la malade, n'avait pas été
d'avis qu'on pratiquât l'avortement, espérant une cessation prochaine des vomissements. Cependant, les phénomènes restèrent
aussi graves ; la malade maigrit de plus en plus, perdit ses forces,
et avorta spontanément le 27 janvier. Le fœtus, qui avait depuis
plusieurs jours cessé de manifester sa vie par ses mouvements, était
mort. La mère succomba trois jours après l'avortement.

A l'autopsie, on fut étonné de trouver un cancer squirrheux du
foie, qui s'était propagé au pylore. La malade, en effet, n'avait pas
une teinte cachectique, cancéreuse, appréciable. Les vomissements
se sont ainsi expliqués.

Dans la discussion qui suivit à la Société anatomique,
M. Guéniot insista sur la rareté des faits de ce genre et
se livra à des considérations fort intéressantes sur la
pathogénie du vomissement dans les affections du col de
l'utérus et dans la grossesse. Nous sommes surpris
cependant que personne n'ait songé à relever deux particularités vraiment étonnantes dans cette observation. La
première est l'affirmation contenue dans le sommaire
placé en tête de cette communication, à savoir que la
mort a été causée par les vomissements incoercibles de la
grossesse ; il est singulier que l'auteur ait persévéré dans
cette manière de voir après l'autopsie qui lui avait révélé
l'existence d'un cancer de l'estomac et du foie. Plus loin,

dans le résumé de la nécropsie, M. Vaslin donne à entendre que la tumeur du pylore était secondaire à celle du foie. Cette affirmation renverse tout ce que nous savons du cancer du foie, et de celui de l'estomac, et il eût été nécessaire de ne se prononcer que sur des preuves indiscutables. Nous n'insisterons pas sur ces détails qui sont d'ailleurs étrangers à notre sujet.

Observation XII

FÉRÉOL. *Annales de gynécologie*, 1874, t. I, p. 174.

Troubles digestifs. Anémie. Vomissements incoercibles. Avortement provoqué. Jamais d'hématémèses.

Marie M..., âgée de 33 ans, entre à l'hôpital Saint-Antoine, salle Sainte-Thérèse, numéro 17, le 26 décembre 1871. Elle dit qu'elle a toujours été d'une santé délicate, sans avoir fait aucune maladie grave ; elle aurait été réglée à 21 ans seulement, après avoir eu des flueurs blanches très abondantes, qui sont restées habituelles ; les règles coulent peu, mais viennent tous les mois. Elle est très nerveuse, présente la boule hystérique, mais n'a jamais eu de grandes attaques ; constipation habituelle, très opiniâtre.

Il y a quatre ans, à la suite d'une constipation très prolongée elle fut prise de vomissements de matières filantes, glaireuses, qui revenaient habituellement le matin, au saut du lit, et rarement dans la journée. Elle nie toute habitude alcoolique (?) ; cependant elle était fille de salle à la Maternité. Cet état persista pendant deux ans, sans l'empêcher de faire son service, et sans amener de dépérissement notable.

Au commencement du siège de 1870, les vomissements apparu

rent de nouveau, semblables à ceux qu'elle avait eus auparavant ;
pas de souffrances, si ce n'est un peu de pesanteur à l'estomac
après les repas ; mais point d'aigreurs ni de renvois.

Vers la fin de septembre 1871, les règles manquèrent, les vomissements devinrent plus fréquents et elle commença à vomir ses
aliments ; les signes d'une grossesse s'accentuèrent dans les mois
suivants, et aussi les troubles gastriques. Vers la mi-novembre, ils
se compliquèrent de violentes coliques avec diarrhée. Ses forces
allèrent en diminuant, en même temps que les douleurs abdominales la forcèrent de s'aliter, et c'est ce qui l'oblige à entrer à
l'hôpital, le 26 décembre 1871.

A cette époque, on constate chez elle une pâleur anémique très
marquée, avec un peu de gonflement scorbutique des gencives, elle
accuse une douleur continuelle au creux de l'estomac, avec exacer-
bations dilacérantes, remontant un peu dans la direction de l'œsophage, et augmentant à la pression. L'abdomen est modérément
distendu, on perçoit nettement le ballottement, mais la palpation la
plus attentive ne révèle aucune tumeur appréciable à la région
épigastrique. Les vomissements ont lieu surtout le matin ; ils sont
filants, verdâtres, sans odeur, et épuisent la malade par leur con-
tinuité. L'amaigrissement est marqué, la faiblesse très grande.
Pas de toux ; rien aux poumons, au cœur et au foie. Le col utérin
est mou, entr'ouvert, reporté en arrière, l'utérus mobile, indolent,
un peu en antéversion. Urines normales. Le pouls est petit, fréquent ; la peau chaude et sèche. Il y a un dégoût marqué pour toute
alimentation.

On essaie successivement et sans résultat, les moyens les plus
variés ; vésicatoires répétés au creux de l'estomac, avec pansements à la morphine ; cautère volant ; bicarbonate de soude, eau de
Vichy, pilules de noix vomique, de belladone, de bismuth, de seigle
ergoté, d'extrait d'opium, pepsine, glace, régime lacté, et même
cautérisation du col légèrement ulcéré.

La malade ne se nourrit qu'à peine, et prend seulement quelques
potages qu'elle vomit régulièrement plus ou moins rapidement.
Le régime lacté lui a été intolérable ; même en donnant le lait
glacé, et à très petites doses répétées à peu d'intervalles.

La malade s'amaigrit en conséquence, perd toute force, et devient d'une pâleur de cire.

Toutefois, la malade ayant contracté incidemment une sciatique très douloureuse, les vomissements cessèrent complètement. Mais au bout de trois jours, la névralgie sciatique céda à l'emploi des vésicatoires et en même temps les vomissements reparurent. La malade étant dans une faiblesse extrême, MM. Cadet de Gassicourt, Reynaud et de Saint-Germain sont appelés en consultation, et l'on décide qu'on tentera l'avortement provoqué.

20 février. — On introduit dans le col une éponge préparée.

Le lendemain, on constate que les vomissements ont cessé; la malade a eu un peu de sommeil, et paraît mieux ; il y a eu un peu de rétention d'urine ; il a fallu sonder. On convient de surseoir à l'application des dilatateurs. Mais alors, le 22 février, les accidents reparaissent et on décida de reprendre la dilatation.

23 fév.. — M. de Saint-Germain introduit le tube de Tarnier, et le lendemain soir, à sept heures, la malade accouche spontanément d'un fœtus, âgé d'environ six mois, qui vécut une heure environ.

Pendant toute la période de l'accouchement, les vomissements ont continué, bien qu'un peu plus rares ; mais à partir de la délivrance, ils s'arrêtent pour ne plus reparaître avant quatre jours.

28 fév. — Cependant la faiblesse est extrême, le dégoût alimentaire absolu, et la malade se plaint de douleurs vives dans les membres inférieurs ; diarrhée abondante, tympanisme abdominal, œdème malléolaire. Pouls 160, T. A. 39°.

29 fév. — Les vomissements reparaissent, la diarrhée continue. Somnolence et subdélirium. Ventre indolent; langue naturelle.

A partir du *2 mars,* la malade refuse toute espèce de boisson et de nourriture ; on la soutient avec des lavements de vin et de bouillon. Les vomissements cessent; mais la malade reste plongée dans le coma. Langue rouge et sèche ; pouls rude, à 160, température à 40°. Mort le 8 mars.

AUTOPSIE.— Rien au péritoine. Plèvres légèrement adhérentes en certains points, surtout à gauche.

Poumons roses, crépitants ; on voit à leur surface, des deux côtés, une très belle injection des vaisseaux lymphatiques, qui, remplis de pus, moniliformes, circonscrivent régulièrement chacun des lobules pulmonaires.

En outre, on trouve disséminés des deux côtés trois ou quatre îlots de pneumonie lobulaire suppurée ; la muqueuse bronchique est injectée et rouge, contenant une grande quantité d'écume et de mucus. Les ganglions bronchiques, volumineux, noirâtres (anthracose) présentent, en certains points, une caséification avec ramollissement. Pas de granulations tuberculeuses. Rien au foie ni à la rate.

L'estomac est très profondément altéré ; toute la petite courbure, du cardia au pylore, est occupée par une tumeur qui s'étend sur les faces de l'organe, surtout sur la face postérieure ; cette tumeur présente sa plus grande épaisseur (2 centimètres) au niveau de la partie moyenne ; mais elle est circonscrite par une espèce de bourrelet qui fait saillie sur les parties saines ; la surface est tomenteuse et mamelonnée, en aucun point on n'y voit d'ulcérations ; la coloration est uniformément grisâtre, si ce n'est en certains points où quelques rares vaisseaux y dessinent de petites arborisations. La tumeur arrive jusqu'au pylore qu'elle circonscrit, mais dont l'orifice, plutôt dilaté que rétréci, permet facilement l'introduction de deux doigts. A la coupe, la tumeur paraît résistante, fibreuse, très peu vasculaire ; le raclage n'en fait point sortir de suc.

Cette tumeur examinée au microscope, par M. Hayem, lui a paru constituer une hypertrophie simple de toutes les tuniques de l'estomac, principalement des couches musculeuse et fibreuse [1].

Rien à noter dans l'intestin grêle, ni dans le gros intestin.

---

1 On pourra s'étonner qu'après cet examen histologique, nous ayons conservé cette observation parmi celles de cancer de l'estomac. Mais il nous a semblé que la caractéristique anatomique n'était pas assez nette pour nous empêcher de joindre l'histoire de cette malade à celles de nos autres tumeurs stomacales, avec lesquelles elle présente la plus grande analogie. D'ailleurs, cette observation se trouve citée dans plusieurs ouvrages sous le titre de cancer de l'estomac.

Cependant, les ganglions mésentériques étaient très volumineux, de teinte blanche à la coupe. On en trouvait d'analogues autour du pancréas qui, lui-même, était sain.

Les reins pâles, anémiés, n'offraient pas de granulations à leur surface ; les deux substances étaient peu distinctes l'une de l'autre.

Dans la consultation qui eut lieu au sujet de cette malade, on voit que M. Maurice Raynaud était seul opposé à l'avortement provoqué ; il faisait justement remarquer que les vomissements habituels de la malade remontaient à une époque antérieure à la grossesse, et que l'état fébrile aussi bien que la douleur épigastrique signalée dès le début des accidents semblaient indiquer une lésion organique de l'estomac. L'absence d'hématémèse excluait seulement l'idée de toute ulcération, mais était compatible avec l'existence d'une tumeur non ulcérée qui pouvait échapper à la palpation, ou avec celle d'une gastrite chronique.

Ces arguments étaient d'une force et d'une justesse irrésistibles, et il est surprenant que les autres médecins consultants n'aient voulu voir chez cette malade que des vomissements nerveux, ce qui était en contradiction avec le fait de vomissements anciens, pituiteux, survenant le matin et antérieurs à la grossesse.

Observation XIII

DEPAUL. *De l'oblitération complète du col de l'utérus chez la femme enceinte.* Paris, p. 8.

Julie K..., 26 ans, eut, après une première fausse couche, un enfant à terme et, pendant cette grossesse, elle n'eut point de vomissements. Elle allaita cet enfant jusqu'à dix mois, et cessa à cause d'une fatigue extrême que cet allaitement lui causait.

Elle se rétablit très bien, cependant, jusqu'à la fin de 1881, six ans après cet accouchement. Elle commença alors à vomir tous les deux jours, et, peu de temps après les repas, une petite quantité des aliments qu'elle prenait.

Elle devint enceinte à la fin de mars, et à partir de cette époque les vomissements devinrent plus fréquents et plus abondants ; ils se renouvelaient deux ou trois fois par jour et exhalaient une odeur acide, très prononcée. Sous leur influence, il survint de l'amaigrissement qui fit de rapides progrès. Alors, se voyant dépérir et ne pouvant plus rien faire, cette femme entre à l'hôpital, où elle eut une légère amélioration par l'eau de Vichy ; les vomissements cessèrent pendant quelques jours, mais ils ne tardèrent pas à se reproduire.

Trousseau, dans le service duquel elle était alors, employa plusieurs moyens pour guérir ces vomissements, surtout de l'extrait de belladone sur le col ; mais tout fut inutile. Enfin, voyant que la malade dépérissait, il consulta plusieurs médecins : MM. Legroux, Heurteloup, Piédagnel et Depaul, sur l'opportunité de faire l'accouchement prématuré artificiel. Aucun de ces médecins ne fit opposition, pensant tous avoir affaire à des vomissements incoercibles. L'apparition d'attaques éclamptiques détermina tout à fait M. Depaul, et il se préparait à intervenir quand il reconnut l'oblitération de l'orifice interne du col. Il lui fallut débrider ce col, et la femme accoucha d'un enfant vivant. Mais après l'accouchement, les attaques continuèrent et la malade mourut.

Autopsie. — On constata un cancer de pylore qu'on n'avait pas soupçonné pendant la vie, et l'on eut ainsi la véritable explication des vomissements opiniâtres que la coïncidence d'une grossesse avait permis de lui rapporter.

Observation XIV

Landouzy. *Bull. de la Société anatomique.* 1875.

*Symptômes d'obstruction intestinale chez un enfant de dix-
sept ans. Tumeur, vomissements, appétit conservé. Cancer
du pylore à marche rapide.*

Dans les derniers jours de décembre 1872, entre à Beaujon, pour
vomissements, dans le service de M. Axenfeld, remplacé par
M. Brouardel, B... Henri, fumiste, âgé de dix sept ans et demi.
Le malade, petit, grêle, d'une maigreur excessive, ayant à peine
quelques poils follets sur les joues, paraît quinze ans, et rappelle
assez bien le type d'infantilisme décrit par M. Lorain.

B..., né à Paris, de parents bien portants, n'a jamais été malade, mais a toujours été chétif; ses parents, son frère et quatre
sœurs sont frêles comme lui.

En mars dernier, B..., travaillant aux fortifications comme
manœuvre, tombe dans le fossé sur l'abdomen, est amené à
Beaujon avec une plaie contuse de la face, et sort, quinze jours
après, complètement guéri.

Il y a deux mois seulement, sans cause connue, sans excès, il vomit
deux heures après avoir mangé comme de coutume. A partir de ce
jour, il peut à peine prendre quelque chose sans le vomir; les
vomissements purement alimentaires ne sont ni précédés ni
accompagnés de douleurs. B... continue à travailler jusqu'au jour
où, perdant ses forces et son embonpoint, il entre à l'hôpital.

B... est d'une maigreur excessive, la peau est pâle, sèche, les
muqueuses sont décolorées ; le ventre est rétracté, la palpation
abdominale est indolore; la percussion donne de la sonorité en tous
points; si ce n'est à l'épigastre sur le côlon transverse. On sent sur
le trajet du côlon transverse, du côlon descendant, et surtout dans
la fosse illiaque gauche, des masses dures, indolores et assez volumineuses qui donnent à la main la sensation de matières fécales agglo-

mérées. Sous l'influence de lavements purgatifs, quelques-unes de ces masses se déplacent et disparaissent; on trouve dans les selles des matières dures ayant assez l'aspect et le volume de petits marrons.

Malgré le traitement énergique (purgatif, croton en pilules et en lavements), il reste à droite et en haut de l'ombilic, sur le trajet du côlon transverse, une masse dure, mate, peu douloureuse et seulement à la pression, masse du volume d'une pomme d'api que la main ne peut ni déplacer ni fragmenter.

Tout aliment ingéré est vomi, et cela, un laps de temps variable après le repas; il n'y a pas de selles. La langue rouge, sèche. Soif vive, appétit conservé; apyrexie, souffle léger à la base du cœur.

Des douches d'eau simple, puis d'eau de Seltz semblent déplacer la tumeur qui, après être venue se placer sur une ligne passant par l'ombilic, reprend sa position à droite et en haut. Les jours suivants, la tumeur n'éprouve aucun changement, le malade s'affaiblit et demande à manger malgré les vomissements. Lavements de bouillon.

9 janvier. — La tumeur paraît avoir changé, elle est plus plate. Même état général grave, mêmes vomissements alimentaires. Ventre ballonné.

12 janvier. — Toutes les médications par le haut et par le bas ayant échoué, l'affaiblissement faisant des progrès rapides, l'amaigrissement étant extrême, on songe à ouvrir l'abdomen pour rechercher l'obstruction intestinale que l'on croit due à l'accumulation de matières fécales condensées et durcies.

Le lendemain, ballonnement du ventre, douleurs vives spontanées et à la pression. Crampes dans les membres, facies grippé. Mort le soir.

Autopsie. — A l'ouverture de l'abdomen, on trouve, au niveau de la partie antérieure des fausses côtes droites, en dedans de la vésicule biliaire, une masse atteignant le volume d'un œuf de poule; masses bilobées dont les lobes forment, par leur réunion, un angle ouvert à gauche. Le côlon transverse est en rapport immédiat avec cette masse; tout autour se voient des traces de péritonite récente.

L'estomac est dilaté, le pylore est englobé dans la masse. L'incision de l'estomac, suivant la grande courbure, montre un léger piqueté hémorragique au niveau de l'antre du pylore. Le pylore est enfermé de toutes parts dans le lobe supérieur de la masse, ou plutôt celui-ci est formé par un épaississement considérable du pylore qui constitue une tumeur résistante, dure à la coupe, d'aspect et de consistance du tissu fibreux, donnant par le raclage un suc dans lequel le microscope montre de grosses cellules très variables de forme, et renfermant un noyau ayant moitié ou plus du volume de la cellule. L'orifice pylorique, fortement rétréci et sinueux, laisse à peine pénétrer l'extrémité du petit doigt; la muqueuse n'est point ulcérée.

A cette masse squirrheuse est accolé un ganglion dur, haut de $0^m,02$, larg de $0^m,05$, formant le second lobe de la tumeur. Ce ganglion ferme, résistant, comme fibreux à la périphérie, est ramolli et caséeux à son centre; à côté et en arrière de ce gros ganglion s'en voient d'autres, petits, fermes, qui contribuent à augmenter le volume de la tumeur épigastrique.

RÉFLEXIONS. — Ce n'est pas sans grande surprise que fut trouvé le cancer du pylore auquel personne (parmi ceux qui virent le malade) n'avait songé, vu la marche rapide de la maladie et la symptomatologie qui n'était guère celle des néoplasies, vu surtout l'âge du malade.

Il est, en effet, d'enseignement classique que le cancer de l'estomac appartient à la vieillesse, qu'il n'y a pas de fait de cancer de l'estomac chez les adolescents.

A cette première raison d'exclusion, venait s'ajouter l'absence des signes les plus ordinaires du squirrhe; en effet, l'appétit est conservé jusqu'aux derniers jours, les douleurs lancinantes, l'hématémèse, le mélæna, la teinte cachectique, tout, si l'on en excepte la tumeur, fait défaut, déroute le diagnostic, et conduit à une erreur qui porte avec elle plus d'un enseignement.

Cette observation présente effectivement l'un des types

le mieux réussis que nous ayons rencontré du cancer précoce. La conservation de l'appétit, l'absence de cachexie, d'hématémèse et de douleur caractérisent très nettement, suivant nous, l'évolution du cancer chez les jeunes sujets. Cependant, dans ce cas particulier, il convenait de prendre davantage en considération la présence de la tumeur épigastrique, et surtout sa persistance malgré l'emploi de purgatifs énergiques.

Observation XV

Byrom BRAMWELL. *The Lancet.*, II, july 1875, p. 52.

Douleurs, amaigrissement, gêne de la déglutition. Ni vomissements, ni tumeurs, ni hématémèse. Hémorragies deux jours avant la mort. Carcinome dans le voisinage du cardia.

Jean X...., âgé de 29 ans, entre le 29 octobre 1874 à l'infirmerie de Newcastle, se plaignant de difficultés à digérer, de dyspnée au moindre effort; il est maigre et débilité. Il raconte que, pendant quelques années il a été soldat et que récemment il travaillait dans les mines. Il a été engagé pendant quelque temps comme lutteur; un jour il reçut un coup violent dans l'abdomen. Mais, jusqu'à la maladie actuelle, il a toujours joui d'une parfaite santé.

Il y a trois mois, il prit froid en travaillant dans une fosse humide, il eut des frissons, de la fièvre et commença à tousser. Ces symptômes furent bientôt suivis d'une douleur dans l'abdomen et de gêne respiratoire. A la fin de la semaine, il éprouva de la difficulté à avaler, puis il alla de mal en pis et maigrit rapidement.

A son entrée, il est pâle et maigre; la pupille gauche est légèrement plus contractée que la droite, il se plaint de douleur au creux épigastrique, exaspérée par la pression. On ne sent aucune tumeur. Il est difficile de faire un examen complet, le ventre étant dur et tendu.

A la vue, l'abdomen paraît normal, à la percussion on trouve de la matité du creux épigastrique et dans l'hypochondre gauche. Le malade se plaint de difficulté de la digestion ; les aliments semblent s'arrêter à un point correspondant à l'extrémité inférieure du sternum. L'obstruction n'est pas constante, quelquefois il digère assez bien certains mets, d'autres fois il ne supporte même pas l'eau. Lorsqu'il avale un bol alimentaire solide ou même une gorgée d'eau, il éprouve une sorte de hoquet. Après les repas, il a de la pesanteur et une sensation de plénitude à l'épigastre. Jamais de vomissements. L'appétit est bon, la langue propre, les selles régulières. On entend un léger souffle systolique dans le creux épigastrique, il est rendu plus intense par la pression. La matité hépatique mesure 3 pouces 1/2. Il se plaint de toux et d'oppression. Rien d'anormal dans les organes respiratoires et circulatoires, pouls 80, respiration 20, température normale. Urine : acide, peu colorée, léger dépôt de mucus, un peu de pus, des traces d'albumine. On lui prescrit une potion tonique et le régime habituel de la maison.

3 novembre. — Digestion plus difficile, le malade se trouve cependant mieux.

8 nov. — Gêne de plus en plus grande de la digestion.

Douleurs après les repas, dyspnée. On ordonne une potion contenant du bismuth, de l'essence aromatique d'ammoniaque, de l'essence de cannelle, et une infusion de colombo.

Urine normale.

16 nov. — La dyspnée augmente. Le murmure vésiculaire est diminué à la base gauche et la percussion révèle un peu de matité en ce point. On entend des râles sibilant, dans tout le reste de la poitrine.

18 nov. — Douleur vive dans l'hypochondre gauche et la région épigastrique. Abdomen distendu, tympanique sauf dans la région douloureuse. Le ventre est absolument libre. On ordonne deux grains d'opium à prendre en trois fois dans la journée jusqu'à ce que la douleur ait disparu.

19 nov. — Même état. Il souffre aujourd'hui de douleur à la

pression dans la région lombaire gauche. Urine : densité, 1.030 ;
pas d'albumine, traces de sucre, quelques cellules de pus, petite
quantité d'oxalates.

20 nov. — Mauvais état général, douleur très vive au moindre attouchement de la partie supérieure de l'abdomen.

27 nov., à 10 heures. — Douleur très vive dans toute la partie
supérieure du ventre ; on la soulage par une forte potion opiacée.
On donne trois lavements, les matières deviennent grasses. La
matité hépatique mesure maintenant 5 pouces. Soif vive, langue
sèche, saburrale, matité plus marquée à la base du poumon gauche ;
les vibrations thoraciques sont diminuées, ainsi que le murmure
vésiculaire.

3 déc. — Même état. Les pieds et les malléoles sont légèrement enflés. L'urine contient une quantité notable de sucre, pas
d'albumine.

6 déc. — Diarrhée abondante, les selles sont liquides, noires,
d'odeur fétide.

11 déc. — Vomissement abondant de liquide noir, fétide, qui
au microscope apparaît composé de sang, de pus, et de beaucoup
de débris cellulaires et granuleux.

12 déc. — Vomissements et diarrhée persistants malgré le traitement. Les selles sont toujours noires et fétides.

Le malade meurt à huit heures.

A l'*autopsie*, on trouve dans la cavité abdominale un pus d'odeur
infecte, et le péritoine est revêtu d'exsudats récents. L'estomac déformé est solidement uni en arrière et sur les côtés avec les organes
voisins. Il contient à l'intérieur une masse noirâtre, fongueuse et
résistante, de la grosseur d'une tête d'enfant qui s'implante par une
base solide, de la largeur de la main sur la paroi postérieure
de l'estomac à gauche de l'orifice œsophagien qui ne se trouve
pas rétréci, mais fermé comme par une valvule. La paroi stomacale est épaissie, sauf du côté du foie où elle est amincie ; c'est
aussi là le point de départ de la péritonite généralisée. — Der-
rière l'estomac on trouve les masses ganglionnaires qui entouren'
l'aorte considérablement tuméfiée ; le pancréas est dur et aug-

menté de volume ; la rate est grosse ; le foie est pâle et a subi la dégénéresence graisseuse.

Au microscope, on trouve la tumeur stomacale composée de tissu fibreux, de vaisseaux sanguins et de cellules de formes variées, (ronds, ovales, cylindriques, etc.) avec un gros noyau, et un ou plusieurs nucléoles.

Les mêmes altérations se retrouvent dans les ganglions dégénérés et dans le pancréas.

Bramwel signale comme particularités remarquables de cette observation : le jeune âge du malade, l'absence totale de symptômes gastriques surtout eu égard à l'énorme développement de la tumeur, qui par une singulière disposition fermait l'orifice cardiaque comme l'eût fait une soupape ; la nature d'abord squirrheuse du néoplasme qui plus tard s'ulcéra et prit les caractères du cancer encéphaloïde, et enfin la péritonite suraiguë qui en fut la conséquence.

Ces remarques semblent indiquer clairement que le diagnostic ne fut pas posé pendant la vie ; c'est aussi ce que révèle l'examen de la thérapeutique employée, colombo, bismuth, cannelle, opium, etc., tous médicaments qui ne s'adressaient qu'aux symptômes d'une maladie mal définie. L'auteur paraît cependant avoir eu surtout en vue la dyspepsie ou la gastralgie. Il est surprenant néanmoins qu'on n'ait pas cherché à se rendre compte de la cause de la douleur épigastrique coïncidant avec une gêne marquée de la déglutition ; le cathétérisme œsophagien eût été probablement d'un grand secours dans cette circonstance.

Observation XVI

Communiquée par M. CORDIER, chirurgien en chef désigné de l'Antiquaille.

X..., 27 ans, frère de la Doctrine chrétienne.

Ce malade ne paraît pas avoir d'antécédents pathologiques à signaler. Rien à mentionner du côté de l'hérédité.

Il sort de l'Hôtel-Dieu, où il a fait un séjour de quelques mois, pour des troubles gastriques et un état assez complexe, caractérisé par de l'anémie profonde, et des hématémèses fréquentes. Du reste, pas de fièvre.

Après un examen approfondi, se fondant sur l'âge du malade, sur l'abondance et la fréquence des hématémèses, on avait conclu à l'existence d'un ulcère simple de l'estomac.

Le malade, amélioré par le repos et le régime, quitta l'Hôtel-Dieu et fut envoyé à Longchêne, en convalescence, où le diagnostic primitif fut contrôlé et maintenu.

Il y était depuis deux jours, quand il mourut brusquement.

L'autopsie montra un fait assez inattendu. Il n'y avait ni ulcère, ni cicatrice d'ancien ulcère, contrairement à l'opinion de ceux qui avaient pu voir le malade pendant sa vie. Mais on trouva une tumeur cancéreuse, bourgeonnante, occupant le pylore. Cette tumeur présentait à sa surface une petite ulcération, dont l'existence expliquait les hématémèses observées pendant la vie du malade.

Observation XVII

GUILLEMARD. *Mémoires de médecine, chir. et pharm. militaires,*
1838, t. XVII.

Squirrhe de l'estomac traité pour un ver solitaire. Absence de tumeur, d'hématémèse et de vomissements. Appétit excessif.

Un soldat, âgé de trente-deux ans, d'un tempérament biliosonerveux, se présenta le 3 février 1821 à l'auteur, dans l'état suivant : face cuivreuse et légèrement grippée ; yeux larmoyants et enfoncés dans les orbites, narines dilatées ; lèvres décolorées, langue blanche sur les bords et rouge au milieu, respiration pénible ; toux légère sans expectoration, mais constamment suivie d'éructations fortes et réitérées ; peau molle et de teinte jaunâtre ; sueurs rares, urines claires et limpides ; ventre libre ; paume des mains brûlante ; marasme commençant, pouls donnant 120 pulsations par minute.

Cet homme souffrait depuis dix ans déjà, mais, au mois de décembre 1820, ses douleurs avaient acquis une intensité inaccoutumée, et depuis lors elles avaient été toujours en augmentant, sans cependant que l'appétit eût diminué ; la digestion ne pouvait plus s'opérer en quelque sorte sans le secours de l'eau chaude ; enfin, depuis un mois, il disait ressentir, dans la région épigastrique, des mouvements brusques qu'il attribuait au ver solitaire. En même temps il éprouvait, tantôt à l'estomac, tantôt dans les hypochondres, une espèce de morsure et de pincement, et à la gorge, un sentiment de suffocation.

L'état du ventre fut examiné, et le docteur Guillemard ne vit de remarquable qu'une contractilité très forte et quelquefois convulsive des muscles abdominaux. Il prescrivit une forte décoction de fougère mâle légèrement éthérée, et, deux heures après, un minoratif. Cette médication fut suivie d'un grand soulagement, les éructations cessèrent ; les douleurs devinrent plus rares et moins fortes. Les mêmes moyens furent continués, et le malade alla à souhait jusqu'au 24, époque où tout à coup il ressentit de violentes secousses à l'épigastre, et de vives douleurs à l'hypochondre gauche. Bientôt la fièvre s'alluma ; des nausées et une prostration considérable survinrent. Le 25, le pouls avait monté de 95 à 136 pulsations, la soif était ardente, la douleur gastrique pongitive et dilacérante, les selles diarrhéiques et ressemblant à la lavure de chair, la sclérotique bleuâtre, et le reste du corps ictérique. La face ne tarda pas à se gripper, et le sujet succomba, le vingt-huitième jour de son entrée à l'hôpital, dans un état de marasme complet. Pendant la rechute, les antiphlogistiques avaient été mis en usage, et vingt sangsues avaient été appliquées à l'épigastre.

A l'ouverture du cadavre, on trouva des traces d'inflammation chronique du péritoine. La surface extérieure de l'estomac était inégale et noirâtre, sa cavité contenait un liquide de même couleur ; ses parois, singulièrement épaissies, étaient squirrheuses, surtout dans l'étendue d'un pouce, et à peu de distance de l'orifice cardiaque où un rétrécissement semblait exister, le lieu de l'incision correspondant à cette tumeur circulaire présentait un aspect blanchâtre et lardacé caractéristique ; on ne découvrit dans tout le trajet du tube intestinal, aucune trace de ver.

Bégin signale les anomalies de cette observation. « Le malade, dit-il, n'a éprouvé de vomissements que trois jours avant sa mort ; il n'avait jamais ressenti de douleurs fixes à l'épigastre. Au lieu de cela, une sorte de faim canine le tourmentait souvent, ses douleurs changeaient continuellement de place, une sensation intérieure de tournoiement les accompagnait ; sa maigreur faisait des progrès rapides. Nulle tumeur sensible au toucher n'existait à l'abdomen. Enfin l'administration intérieure des anthelmintiques, c'est-à-dire de substances assez fortement excitantes, produisit un soulagement prompt, complet, durable, presque merveilleux. »

Tous les signes rationnels semblaient se réunir pour caractériser chez le malade G... la présence d'un tænia ; mais il y manquait la dernière et presque seule preuve positive de cette complication, c'est-à-dire l'expulsion de portions plus ou moins considérables du ver lui-même.

Malgré l'opinion de Bégin, il paraît vraiment extraordinaire qu'on ait pu émettre une telle opinion, sans avoir jamais eu sous les yeux le moindre fragment du tænia incriminé. Il est contraire à tous les usages de poser un diagnostic sur le simple renseignement fourni par la sensation subjective, et par l'opinion personnelle du sujet, surtout quand il s'agit d'un militaire. Le cancer était certainement très difficile à reconnaître, mais le ver solitaire n'en était pas plus admissible pour cela.

TROISIÈME GROUPE

Nous en avons fini avec les erreurs de diagnostic du cancer précoce. Il nous reste maintenant à passer en revue les cas dans lesquels l'affection s'est présentée avec son cortège symptomatique habituel, ou du moins dans lesquels les signes classiques étaient assez évidents pour mettre sur la voie de la véritable maladie.

Il ne faudrait pas croire effectivement que, dans tous ces faits, la dégénérescence stomacale se soit toujours affirmée avec une netteté parfaite, s'imposant d'elle-même avec une évidence indiscutable à l'esprit des observateurs. Dans bien des circonstances, au contraire, le syndrome clinique a été incomplet, et il a fallu souvent une étude raisonnée et minutieuse des phénomènes morbides, pour arriver à une notion exacte de la lésion. Nous citerons comme exemple le cas difficile de Bettelheim (obs. XIX) qu'on trouvera plus loin.

En comparant ce cas à celui de Griswold cité plus haut (obs. VIII), on verra la ressemblance à peu près complète de l'histoire pathologique de ces deux malades, y compris les pulsations communiquées à la tumeur par l'aorte abdominale. Cependant Bettelheim, après des investigations patientes et répétées, concluait à un cancer du ventricule, tandis que l'auteur anglais ne voyant dans la tumeur abdominale que ses battements et ses bruits de souffle, posait le diagnostic d'anévrysme aortique.

Parmi les particularités susceptibles de donner le change sur la nature de la maladie, nous citerons spécialement l'absence d'hémorragie que nous avons fréquemment notée. Hématémèse et mélæna ont fait effectivement défaut neuf fois sur dix, ce qui n'a pas empêché, comme on le voit, l'affection véritable d'être reconnue.

Il est, en revanche, un phénomène important qui a certainement fait éviter bien des méprises : nous voulons parler de la tumeur. Ce signe pathognomonique se rencontre très nettement dans toutes les observations de notre troisième groupe, sauf une, et il paraît plus que probable que précisément dans cette dernière (obs. XXVI), le cancer a été méconnu ; nous ne pourrions cependant l'affirmer, n'ayant sous les yeux qu'un résumé trop succinct de l'observation de ce malade.

On trouvera un peu plus loin l'histoire du jeune homme auquel Czerny pratiqua la résection du pylore (obs. XX) pour un cancer de cette région. C'est une des rares opérations de ce genre, croyons-nous, qui ait été suivie d'un succès aussi durable. Bien qu'il n'entre pas dans notre sujet de parler de la gastrectomie, nous ferons néanmoins remarquer à cette occasion la nécessité qu'il y a de poser de bonne heure le diagnostic exact du cancer précoce, puisque c'est surtout chez les malades d'un âge peu avancé que l'opération a le plus de chance de réussir.

Ce fait prouve également que, dans quelques cas, il est possible de faire le diagnostic dans les premières périodes de la maladie.

A part notre malade, qui présenta comme particularités

clinique et anatomique, des douleurs excessives pendant la
vie, et une perforation de l'estomac constatée à l'autopsie,
les autres observations que nous avons à citer ont présenté peu de variété ; elles ne se distinguent en général
que par la rapidité de la marche et leur courte durée.

Observation XVIII
— Inédite —

*Cancer de l'estomac chez un homme de vingt-huit ans.
Symptômes classiques de l'affection, malgré quelques soupçons de tuberculose. Douleurs excessives. Perforation de
l'estomac.* — Communiquée par M. Bard.

Le nommé Chatelus, tisseur, âgé de vingt-huit ans, entre le
20 février 1884, à l'Hôtel-Dieu, salle Sainte-Jeanne, service de
M. Bard, professeur agrégé à la Faculté. Père et mère en bonne
santé, frère et sœur qui se portent bien ; deux sont morts de la
variole.

Dans son enfance on ne signale aucun antécédent strumeux. A
l'âge de seize ans il eut la variole, celle-ci lui laissa des cicatrices
saillantes, disgracieuses, de véritables kéloïdes. A vingt ans, il fit
une chute sur un échalas, il se produisit une plaie, qui, de la
racine de la cuisse (partie interne) vint communiquer avec le
rectum. Cette fistule dura quatre à cinq mois ; elle est actuellement complètement cicatrisée. Le malade ne fait pas d'excès ; son
alimentation est bonne.

Depuis quatre mois il maigrit, prend des points de côté, des
douleurs de tête, son sommeil est agité, il transpire la nuit, mais
seulement depuis deux ou trois jours. Il a craché un peu de sang,
il y a quelque temps ; la semaine dernière il en cracha une certaine quantité qu'il évalue à une cuillerée à bouche.

L'appétit a disparu ; depuis quatre ou cinq mois, il vomit tous les aliments. Le matin, quelques vomissements bilieux, constipation habituelle, douleur continuelle de l'estomac comparée à une sensation de broiement ; cette douleur se fait sentir également dans la région lombaire droite. A la palpation de la région épigastrique on constate une tumeur établie transversalement sur une hauteur de cinq à six centimètres, un peu mate à la percussion. La pression réveille une douleur très vive. Elle occupe exactement la partie moyenne à trois centimètres au-dessous de l'appendice xiphoïde. La toux est rare, l'expectoration se compose de quelques crachats puriformes.

A l'auscultation, au sommet droit, un peu d'obscurité respiratoire ; un peu d'expiration prolongée et de submatité qui laissent supposer une tuberculose au début.

A ce moment, tout en admettant la probabilité du cancer de l'estomac, on fait quelques réserves sur la possibilité d'une tuberculose pulmonaire et péritonéale.

Le malade éprouve une douleur véritablement atroce au niveau du creux épigastrique. Il vomit continuellement tout ce qu'il prend. Il ne peut cependant ingérer que des liquides. Il est considérablement amaigri, sans présenter l'aspect cachectique des cancéreux.

27 février. — Pendant tout le temps du séjour à l'hôpital, les douleurs sont devenues plus intenses, plus continuelles sans modification du côté de la tumeur. Dans les derniers jours elles étaient devenues tellement vives que le malade réveillait par ses cris ses voisins ; il prenait les attitudes les plus invraisemblables et les plus diverses, le corps plié en deux pour trouver quelque soulagement.

Dix jours après son entrée, les vomissements mélaniques, très fréquemment répétés, vinrent s'ajouter aux vomissements alimentaires et ne laissèrent plus aucun doute sur le diagnostic. La veille de sa mort, le malade présentait les mêmes douleurs très violentes sans que rien fît présager une terminaison rapide.

17 mars. — Le malade est mort dans la nuit brusquement sans qu'on ait pu obtenir de détails précis sur ses derniers moments.

Autopsie — A l'ouverture de la cavité abdominale on se trouve immédiatement en présence d'une tumeur volumineuse constituée par une induration appartenant au pylore, et par une masse considérable de ganglions dégénérés, situés en arrière de l'estomac, et reposant sur la colonne vertébrale.

L'estomac paraît aussi notablement dilaté ; sa paroi antérieure présente près du pylore un orifice du diamètre d'une pièce de vingt centimes. Dans le voisinage de cette perforation, et dans une certaine étendue, le péritoine rouge et injecté témoigne d'une inflammation récente ; mais il n'offre pas de trace d'exsudat, ni de granulations de quelque nature que ce soit.

On trouve cependant dans la cavité abdominale et près de l'estomac, un petit épanchement de liquide noirâtre, représentant à peu près le volume d'un demi-verre ; ce liquide provient certainement de la perforation stomacale à en juger par sa ressemblance avec celui que l'on trouve dans l'estomac. Celui-ci est considérablement augmenté de volume, et sa cavité est à moitié remplie d'un liquide épais et muqueux, de coloration louche et grisâtre, semblant résulter d'un mélange de sang et de sécrétions gastriques.

Près du pylore on découvre une tumeur dure et mamelonnée, du volume d'une orange, disposée à la manière d'un anneau autour de l'orifice pylorique, qu'elle enserre complètement et rétrécit au point de ne pouvoir admettre le petit doigt. De cette extrémité, le néoplasme s'avance vers la paroi antérieure de l'estomac, en diminuant progressivement d'épaisseur.

Observation XIX

Bettelheim. *Wiener med. Presse*, XVIII, 20, 27, 1877.

Vomissements alimentaires sans douleurs, ni hémorragies.
Tumeur perceptible après le lavage de l'estomac.

Une jeune fille de vingt-cinq ans, s'étant toujours bien portée, sans antécédents héréditaires, accusait en octobre 1876 une sensation de constriction et de pesanteur sur l'estomac, après l'ingestion de substances acides. Ces symptômes s'aggravèrent peu à peu, surtout à partir d'un accouchement qui eut lieu à la fin de janvier et, au mois de mars, survinrent des vomissements abondants accompagnés de faiblesse et d'abattement.

Le 20 avril 1877, à un premier examen, l'estomac parut considérablement dilaté, spécialement du côté de l'hypocondre gauche ; il était sensible à la pression, et on y produisait très nettement le bruit de gargouillement.

La sonde stomacale, introduite sans difficulté, ramena une grande quantité de liquide, couleur chocolat, d'odeur aigre et nauséabonde, contenant aussi des restes d'aliments, des sarcines et des corpuscules lymphoïdes isolés.

Après le lavage de l'estomac qui apporta immédiatement un notable soulagement, on put constater la présence d'une tumeur arrondie, sensible à la pression, dure et bosselée, que l'on pouvait sentir par sa partie inférieure, et qui, située dans la région ombilicale, se dirigeait obliquement en haut, depuis la ligne parasternale gauche, à la ligne parasternale du côté droit, tout en restant séparée du foie par une zone sonore à la percussion. D'ailleurs, elle était à peine mobile, sauf de haut en bas, dans les mouvements communiqués par la pression et par les mouvements respiratoires. Elle transmettait parfaitement les battements de l'aorte, et lorsque l'estomac était vide, elle paraissait immédiatement sous-jacente aux muscles de la paroi abdominale, tandis qu'elle n'était pas accessible dans l'état de réplétion de l'organe. Dans le décubitus latéral gauche, on constatait très nettement la matité de forme hémisphérique décrite par Traube ; dans le décubitus droit, c'était, au contraire, une sonorité tout à fait tympanique.

La faiblesse et la cachexie de la malade, aussi bien que le volume de la tumeur augmentèrent rapidement. L'œdème apparut aux jambes et aux téguments de la moitié gauche et inférieure du thorax, en même temps que se déclarait une parotidite suppurée.

La malade mourut le 22 juin, après neuf mois de maladie.

On avait posé, dès le début, le diagnostic de cancer de l'estomac avec dilatation de l'estomac consécutive. Si en effet, le cancer est excessivement rare à l'âge de vingt-cinq ans, et qu'il soit plus fréquent d'avoir affaire à un ulcère, il faut observer cependant que, dans le cas actuel, on n'avait observé ni les douleurs gastriques, ni les hématémèses violentes qui caractérisent cette dernière affection.

On pouvait éliminer le carcinome du foie à cause de la sonorité tympanique constatée entre le foie et la tumeur; le cancer de l'épiploon aurait dû être plus apparent dans l'état de réplétion de l'estomac, et non point disparaître comme dans le cas actuel. Le cancer devait se trouver près du pylore à la partie gauche et antérieure de l'estomac.

L'autopsie confirma ce diagnostic. L'orifice du pylore était rétréci au point de n'admettre que le doigt, par une masse dure, en partie colloïde, épaisse de 0^m, 02, ulcérée à sa surface, et adhérant extérieurement au lobe gauche du foie. Cette infiltration s'étendait assez loin à gauche jusqu'au milieu de la paroi antérieure et postérieure de l'estomac. En outre, des productions cancéreuses secondaires se trouvaient sur la surface péritonéale du foie et de l'estomac, sous forme de petites masses très molles et colloïdes, de la grosseur d'une aveline; il y en avait aussi de la grosseur d'un pois, et même d'une noix sur le mésentère.

Pneumonie lobulaire, et parotidite suppurée du côté droit.

L'histoire de cette maladie est remarquable par la manière judicieuse dont fut établi le diagnostic, malgré l'absence de douleurs et d'hématémèses, et par le tact avec lequel furent éliminées les affections similaires. Cependant si l'on veut comparer cette observation avec celle de Griswold (obs. VIII) dans laquelle l'auteur crut avoir affaire à un anévrysme, on les trouvera toutes les deux absolument identiques, moins cependant la douleur épigastrique qui fait défaut chez la malade de Bettelheim. La tumeur est également pulsatile dans l'un et l'autre cas; il n'y a de diffé-

rence que dans la manière dont chacun des observateurs
sut interpréter ce phénomène.

Remarquons aussi dans le fait que nous venons de citer,
l'emploi ingénieux du lavage de l'estomac comme moyen
de diagnostic et l'avantage que l'observateur peut retirer
de cette pratique au point de vue de l'exploration de cet
organe, en faisant varier à son gré la quantité du liquide
qu'il contient.

Observation XX

Kuh. *Langenbeck's Archiv für klinische Chirurgie*, 1882,
t. XXVII, p. 789.

Vomissements alimentaires et tumeur. Résection du pylore
au troisième mois de la maladie. Guérison.

Johann Becker, 28 ans, entré le 18 mai 1881, à la clinique
d'Heidelberg, service du professeur Czerny. Pas d'antécédents héréditaires, ni de maladies antérieures. Jusqu'au début de son affection qui remonte à dix semaines, le malade n'avait jamais éprouvé
ni douleurs, ni crampes épigastriques, ni selles, ni vomissements
sanglants; appétit excellent. Les premiers symptômes accusés
furent la douleur survenant à l'épigastre après chaque repas, et
s'étendant à la partie postérieure du thorax. Le ventre se gonflait
d'une manière exagérée après l'ingestion même d'une très petite
quantité d'aliments; les vomissements se produisaient deux à
trois heures, et même plus, après le repas; mais ils ne commencèrent à se montrer que vers la cinquième semaine. Selles rares,
non mélaniques. Cet homme avait été traité en ville par les lavages
de l'estomac et par les purgatifs.

Actuellement, le malade, de taille moyenne et bien bâti, paraît
très amaigri; il n'a rien aux poumons. En explorant par la palpa-

tion et par la vue la région stomacale correspondant au pylore, on trouve dans l'épigastre en dehors et un peu à droite de la ligne mamelonnaire, une tumeur à peu près cylindrique, assez dure, presque unie sur sa face supérieure, et sensible à la pression. Lorsqu'on prolonge la palpation, on voit survenir des mouvements péristaltiques, et la tumeur pylorique devient nettement plus dure ; sa présence devient alors très facile à constater. La percussion sur la moitié inférieure de l'estomac dilaté donne une sonorité caractéristique, tandis que sur le reste de la région abdominale et lombaire elle produit un son tympanique.

Rien aux autres organes abdominaux. Langue un peu chargée. Urines normales.

Le malade a des vomissements fréquents et abondants de matières liquides et acides, dans lesquels on trouve des détritus alimentaires, mais point de sarcines. Le lavage de l'estomac et l'évacuation des liquides qu'il contient rend la tumeur encore plus facile à sentir.

Tous les trois ou deux jours, lavage de l'estomac avec l'eau salicylée ; lait, vin, œufs, soupe, lavements de peptone, etc. Malgré tout, le malade maigrissait et avait perdu plus de deux kilogrammes depuis son entrée.

21 juin. — Czerny se décide à pratiquer la résection du pylore.

Voici quel a été le manuel opératoire :

Lavage préliminaire de l'estomac à l'aide d'une solution d'acide salicylique tiède au 1/10. Une demi-heure avant l'opération, lavage phénique de la région épigastrique et spray-phéniqué au 1/100. Incision sur la ligne médiane commençant au-dessus de l'ombilic et descendant à $0^m,06$ au-dessous, de $0^m,10$ de longueur en tout. Incision du péritoine après hémostase complète. Ligature par parties séparées du grand et du petit épiploon. L'on procède alors à l'incision de l'estomac pour se rendre compte de l'étendue du néoplasme qui était beaucoup plus grande que cela ne paraissait à l'extérieur. Elle présentait en effet, plusieurs saillies indurées et d'un volume considérable, entourant le pylore dont l'orifice se trouvait considérablement rétréci.

On réséqua toute la partie cancéreuse en faisant une section

oblique sur l'estomac et une autre sur le duodénum. On appliqua
une suture à double étage de Czerny, entre l'intestin et la partie
pylorique, en commençant par la paroi postérieure. Les parois
abdominales furent réunies par douze sutures à la soie phéniquée.
Le nombre des ligatures intrapéritonéales avait été de quarante.

L'examen microscopique de la tumeur révéla qu'elle était de
nature colloïde.

L'opération dura deux heures et quart. Les suites furent des plus
simples; ni fièvre, ni suppuration, ni douleurs, ni vomissements.
L'alimentation pendant les cinq premiers jours consista en aliments
liquides et en lavements nutritifs. Le septième jour, on changea
pour la première fois le pansement et on enleva tous les fils des
parois abdominales; le 10 juillet, le malade se leva pour la première fois.

27 *juillet*. — Cinq semaines après l'opération, il avait augmenté de onze livres, et il sortait de l'hôpital complètement guéri.

Revu au milieu d'octobre, quatre mois après l'opération, le
malade présentait toutes les apparences et tous les avantages de
la santé la plus parfaite. L'estomac n'est pas dilaté; les autres
organes abdominaux fonctionnent d'une manière irréprochable.
Selles régulières. Ni vomissements, ni douleurs gastralgiques ;
embonpoint très suffisant. Le malade a encore gagné neuf livres
depuis le jour de sa sortie.

A la fin de janvier 1882, l'amélioration s'était maintenue.

Kuh fait observer avec raison, que si cette opération a
été suivie de succès, c'est qu'elle a été pratiquée de bonne
heure ; tandis que les mauvais résultats obtenus en général
par les autres chirurgiens tiennent à ce qu'ils ont opéré
tardivement sur des malades épuisés et parvenus au dernier
degré de la cachexie. Il est évident en effet que si la
résection du pylore peut être tentée dans quelques circonstances, ce doit être dans les cas de cancer précoce où les
sujets ont encore conservé, comme nous l'avons vu, une

vigueur relative et peuvent offrir une résistance notable
au traumatisme, à condition toutefois d'opérer assez tôt
pour prévenir la généralisation cancéreuse.

Nous avons parcouru avec soin tous les journaux périodiques de médecine de Prague, de Vienne et de Leipzig, ainsi que les grandes revues de Langenbeck, de Virchow, et de Volkmann et nous n'avons pas trouvé de nouveaux renseignements sur les suites de cette opération depuis qu'elle a été publiée. Il est donc permis de supposer que la guérison s'est maintenue; ce doit même être presque une certitude pour quiconque sait la publicité donnée en Allemagne à tous les faits de quelque importance, du moins au point de vue médical. Il y a maintenant trois ans que l'opération de Czerny a été pratiquée.

Observation XXI

Villard. *Bulletin de la Société anatomique.* 1873, p. 121

Perforation cancéreuse de l'estomac ; dégénérescence cancéreuse du foie, des ovaires, et de la plèvre. Vomissements rares ; pas d'hémorragies.

R... (Thérèse), âgée de trente ans, est entrée, le 21 janvier 1870 à l'hôpital de la Pitié, dans le service de M. Gallard. Cette femme ne présente aucun antécédent héréditaire important à noter ; son père et sa mère se portent bien ; elle a un frère et une sœur qui jouissent d'une bonne santé. Quant à elle, jusqu'au mois de septembre dernier, elle n'a jamais eu de maladies graves. Elle a été réglée pour la première fois à l'âge de treize ans; depuis cette époque sa menstruation a toujours été régulière. Elle a eu cinq

enfants, le premier à l'âge de dix-huit ans, le dernier il y a onze
mois ; ses grossesses ont toujours été bonnes et tous ses accouchements se sont faits régulièrement et à terme.

Il y a quatre mois environ qu'elle a commencé à ressentir les
premiers symptômes de la maladie qui l'amène aujourd'hui à l'hôpital. Ces premiers symptômes consistèrent en des douleurs au
niveau de la région lombaire, des tiraillements de l'estomac, et
quelques troubles digestifs, inappétence, nausées, vomissements
alimentaires. Peu de temps après, elle s'aperçut qu'une tumeur
se développait sur le côté gauche de son abdomen, tumeur qui
était douloureuse à la pression ; en même temps, elle remarqua
qu'elle maigrissait rapidement. Tous ces symptômes ont augmenté
progressivement et l'obligent aujourd'hui à venir demander des
soins à l'hôpital.

État actuel. — Cette femme est considérablement amaigrie et
présente tous les signes d'une cachexie profonde ; sa peau offre
une coloration d'un jaune terreux. Elle se plaint de douleurs vives
dans l'abdomen ; douleurs lancinantes, revenant par intervalles, et
lui faisant pousser des cris. Il lui semble, dit-elle, que parfois,
on lui arrache quelque chose dans le ventre. Ces douleurs sont
étendues à tout l'abdomen, et s'irradient vers la région lombaire.
En examinant le ventre, on le trouve déformé ; la déformation est
produite par une tumeur dure, saillante, irrégulière, bosselée,
occupant l'hypochondre gauche et semblant descendre dans le
petit bassin. Le point le plus culminant de cette tumeur se trouve
à gauche un peu au-dessus de l'ombilic.

La malade n'urine pas ; lorsque la sonde est introduite dans la
vessie, c'est à peine s'il s'écoule quelques gouttes de liquide.
Elle va très difficilement à la garde-robe ; son appétit est nul ;
elle a une soif vive, sa langue est sèche ; elle n'a pas de vomissements, mais elle se plaint de renvois fréquents et de hoquets ;
elle ne dort pas.

Quelques jours après son entrée à l'hôpital, cette malade
succomba aux progrès de sa cachexie.

Autopsie. — Dans le foie se trouve un grand nombre de tumeurs cancéreuses; la surface de cet organe est parsemée de petites masses qui font relief et dont quelques-unes sont creusées en godet. Sur les plèvres, principalement sur la plèvre gauche, on remarque de petites plaques grisâtres carcinomateuses. L'estomac est entouré de tissus dégénérés et se trouve enclavé au milieu d'une masse ganglionnaire considérable. Après avoir enlevé et disséqué cet organe, on constate que sa cavité est rétrécie, que sa paroi est épaissie et en certains points altérée, exulcérée, surtout au voisinage de l'extrémité pylorique. A deux centimètres et demi de cette extrémité, on trouve un orifice dans lequel peut facilement pénétrer l'extrémité du petit doigt. Cet orifice est irrégulier, déchiqueté, à bords épaissis et indurés; il conduit dans une cavité anfractueuse, considérable, laquelle se trouve limitée de la façon suivante : en haut, par la paroi de l'estomac; en avant, par la paroi abdominale, laquelle est très adhérente à la poche, surtout au niveau de l'ombilic; dans ce dernier point, elle présente une épaisseur très peu considérable. En arrière, cette cavité est limitée par des adhérences qui s'étendent de la paroi postérieure de l'estomac au côlon transverse, et par une masse ganglionnaire considérable. Enfin, au bas, le côlon transverse ferme la cavité; cet intestin présente à sa face interne une ulcération allongée qui, si elle avait eu le temps d'amener une perforation, aurait mis l'estomac en communication presque directe avec le côlon transverse.

L'épiploon est complètement dégénéré et présente un épaississement considérable. Les deux ovaires sont altérés; le gauche présente les dimensions d'une grosse noix, celui du côté droit est un peu moins volumineux. A la coupe, leur tissu est comme lardacé et crie sous le scalpel. A droite, on remarque une dilatation kystique de la trompe, laquelle atteint le volume du petit doigt. Dans le petit bassin, on trouve des signes de péritonite chronique

L'examen microscopique montre : 1° dans l'ovaire, une trame formée par du tissu connectif et de petits noyaux allongés; par places, on voit quelques rares alvéoles, dans lesquelles siègent de petites cellules contenant un noyau très volumineux; ces alvéoles sont limitées par une paroi d'aspect fibreux; 2° dans l'épiploon, des alvéoles vides, d'autres remplies de cellules volumineuses n'ayant,

en général, qu'un seul noyau à nucléole brillant. En certains points,
on note le développement de vésicules graisseuses, abondantes ; dans
d'autres, on aperçoit des granulations prothéiques et graisseuses.

Ce qui est le plus remarquable dans cette communication, c'est la généralisation rapide et étendue des produits
cancéreux chez une malade dont l'affection n'a pas duré
plus de quatre mois. C'est aussi la perforation de l'estomac, et la singulière disposition de la fistule gastro-
colique qui était en voie de se créer. La communication
de ces deux cavités splanchniques n'est, du reste, pas
très rare, paraît-il, dans les cas de perforation.

Observation XXII

Leube. Magenkrankheiten, in *Ziemssen's Handbuch*,
Hft. 3, Bnd VII 1878, p. 125.

*Anorexie et vomissements sans hémorrhagies. Cancer du
cardia et de la grande courbure, coïncidant avec des fibro-
sarcomes de la peau.*

Un professeur de 25 ans, en traitement à la clinique d'Iéna, souffrait depuis plus d'un an de troubles digestifs, d'éructations, de
douleurs à la région épigastrique et de perte d'appétit.

En l'examinant, on constate un amaigrissement considérable, et
un aspect cachectique; le système musculaire est peu développé.
La moitié gauche de l'épigastre paraît un peu proéminente, surtout dans la station debout. Le malade étant couché, on aperçoit
sous l'hypochondre gauche une tumeur du volume et de la consistance de la rate, qui s'étend jusqu'à la ligne médiane, et dont la
situation varie un peu suivant les mouvements respiratoires. Dans
l'inspiration, son bord inférieur s'abaisse de près de 0^m, 06.

Ce bord inférieur est situé à un travers de doigt au-dessus de l'ombilic, et son extrémité droite se dérobe sous le lobe hépatique correspondant. La percussion sur ce point donne un bruit tympanique.

Dans la peau, près de l'ombilic, se trouve une petite tumeur dure, nettement circonscrite, indolore, un peu noueuse, d'aspect rouge bleuâtre, et grosse comme la moitié d'un œuf de pigeon. D'autres petites nodosités analogues, du volume d'un pois, existent dans l'épaisseur de la peau de la poitrine, de l'abdomen.

La plus grosse, enlevée au bistouri, présentait, sinon très nettement, du moins très vraisemblablement au microscope, la structure du sarcome fasciculé ; grosses cellules rondes ou polygonales enveloppées dans un réticulum assez serré de fibres de tissu conjonctif fasciculé ; par places, grosses masses circulaires de cellules graisseuses, irrégulièrement distribuées, etc.

Pour aider le diagnostic, on eut recours à la sonde œsophagienne ; celle-ci s'arrêtait dans la région du cardia sur un obstacle d'ailleurs assez facile à franchir. Les vomissements contenaient des mucosités et des débris des aliments de la journée, mais ils n'avaient jamais présenté de sang ni aucune autre matière anormale.

Le malade mourut au bout de trois mois, très épuisé et très amaigri ; les tubercules de la peau s'étaient multipliés, et la tumeur abdominale avait considérablement augmenté de volume.

A l'*autopsie*, on trouva l'estomac occupé par une tumeur arrondie, s'étendant sur toute la hauteur de sa paroi, depuis le cardia jusqu'à la grande courbure, et qui se continuait avec la rate non altérée, cependant ; le long de la petite courbure les ganglions mésentériques, notoirement grossis et dégénérés, formaient une masse dure adhérente à l'estomac.

La muqueuse, à peu près saine dans le voisinage du pylore, présentait au niveau du néoplasme une large et profonde ulcération, paraissant assez ancienne ; tout autour, la paroi stomacale présentait son épaisseur maxima ; même après durcissement dans l'alcool, elle mesurait un centimètre et demi.

Le néoplasme avait intéressé toutes les tuniques de l'organe. Pas de tumeur entre le péritoine diaphragmatique et l'estomac. Foie normal.

L'examen microscopique pratiqué par Müller confirma le diagnostic de cancer squirrheux de l'estomac avec développement exagéré du tissu fibreux. Semblable altération fut constatée dans les ganglions gastro-épiploïques.

Réflexions. — Malgré la rareté du sarcome de l'estomac, on eût été en droit de porter pendant la vie un semblable diagnostic. Il s'agissait, en effet, d'un homme jeune, qui n'avait jamais présenté de vomissements de sang ni de « marc de café », ce qui permettait de supposer l'intégrité de la paroi stomacale; la tumeur s'étendait assez régulièrement sur toute la région épigastrique, et surtout, point capital pour le diagnostic, elle s'accompagnait extérieurement de fibro-sarcomes de la peau paraissant s'être développés par métastase.

L'autopsie démontra, malgré ces présomptions, qu'il s'agissait d'un simple cancer de l'estomac, et que le caractère histologique des néoplasmes cutanés ne nous autorisait pas à attribuer, dans nos prévisions, un caractère analogue à la tumeur stomacale.

Observation XXIII

ANDRAL. *Clinique médicale*, 1831, t. IV, p. 74.

Squirrhe de l'estomac chez un sujet âgé de vingt-deux ans.
Premiers symptômes de la maladie, à l'âge de dix-neuf
ans. Douleurs excessives.

Claude B...., âgé de 22 ans, ressentit à l'âge de dix-neuf ans des douleurs lancinantes, à l'épigastre. Dès cette époque, ses digestions commencèrent à se déranger; il était tourmenté par des rapports acides, et un sentiment de pesanteur incommode vers la région de l'estomac dès qu'il avait pris des aliments; il maigrissait et dépérissait de jour en jour ; cependant, il ne vomissait pas. Au bout de deux ans seulement, le malade commença à éprouver des nausées fréquentes, et à vomir de temps en temps ses aliments et ses boissons. Ces vomissements d'abord rares, se rapprochèrent de plus en plus ; ordinairement, ils avaient lieu trois ou quatre heures après le repas. Lorsque le malade entra à la Charité, il était dans un état de marasme effrayant ; il vomissait presque tous les jours ; une tumeur bien dessinée se faisait sentir à l'épigastre, à droite de l'apophyse xiphoïde.

B..., après un assez court séjour à l'hôpital, succomba à un dépérissement gradué. Il avait offert tous les symptômes généraux et locaux d'une affection organique de l'estomac dans son plus grand état de simplicité.

L'ouverture du cadavre justifia le diagnostic qu'on avait porté. On trouva la portion pylorique de l'estomac, et le pylore lui-même, dégénérés en matière squirrheuse, avec mélange de matière encéphaloïde non ramollie. L'on sait qu'en anatomie pathologique, la présence de ces deux tissus accidentels dans une tumeur indique la nature cancéreuse de celle-ci.

Cette observation, qui est principalement importante, sous le rapport de l'âge du sujet, présente quelques autres circonstances dignes de fixer notre attention.

Les nausées et les vomissements ne commencèrent à se manifester que deux ans après l'apparition des autres symptômes, tels que dérangement des digestions, rapports acides, etc. ; les douleurs lancinantes à l'épigastre, nulles ou peu intenses chez tant d'individus, furent toujours très vives chez notre jeune malade. Le système nerveux, plus développé chez lui en raison de son âge, était-il plus affecté, et ressentait-il plus énergiquement la douleur ? Quoi qu'il en soit, l'absence des vomissements ne devait pas empêcher de croire à l'existence d'un cancer de l'estomac ; car de nombreuses observations ont appris que le vomissement n'est pas un symptôme essentiel de cette maladie ; qu'il peut ne pas se montrer, surtout dans les cas où le cancer attaquant le corps même de l'estomac, les deux ouvertures de ce viscère restent libres.

Nous avons déjà signalé les deux particularités que
présente cette observation à notre point de vue. La première, c'est l'intensité de la douleur comme le fait remarquer Andral. L'autre, c'est la durée extraordinaire de la
maladie, surtout étant donné l'âge du sujet. Il est permis
de supposer, vu le manque de détails sur ce point, que
les douleurs ressenties trois ans avant la mort étaient
indépendantes du cancer qui ne serait survenu que plus
tard. Si d'ailleurs celui-ci présentait réellement l'aspect
encéphaloïde il est peu admissible qu'il ait mis trois ans à
évoluer.

Observation XXIV

JAMES HUTCHINSON. *Philadelph. med. Times*, VI, 222, may 1876

Une femme de trente et un ans éprouvait, depuis quatre mois
avant son entrée à l'hôpital, des défaillances et des douleurs gastralgiques après les repas ; celles-ci disparaissaient au bout de
deux heures par le vomissement. Les matières rejetées étaient
brun foncé, mais ne contenaient pas de globules sanguins ; on y
trouvait, en revanche, une grande quantité de sarcines. Dans la
région lombaire droite, plusieurs ganglions tuméfiés ; mais on ne
trouve pas de tumeur dans l'abdomen. La région épigastrique est
très dilatée, fluctuante, et animée de mouvements péristaltiques,
assez douloureuse.

Le traitement par le sulfate de soude, le bromure de potassium,
l'eau de chaux coupée de lait, etc., resta sans résultats. Les lavements nutritifs soutinrent un peu les forces de la malade ; mais
ils n'empêchèrent pas les vomissements. Contre ceux-ci on employa
avec le plus grand succès les lavages de l'estomac suivant la mé-

thode de Kussmaul, avec 4 gr. de bicarb. de soude pour un litre d'eau, et plus tard la douche de Thudicum. A l'aide du tube de caoutchouc adapté à la pompe stomacale, on arriva par l'emploi de cette solution à débarrasser complètement l'estomac de son contenu, et à faire cesser les vomissements ; si bien que la malade accusa bientôt une amélioration notable qu'elle attribuait elle-même à la pratique régulière de ces lavages. Depuis ce moment et pendant les sept semaines qui précédèrent la mort, les vomissements ne se produisirent qu'une fois ou deux. L'évacuation de l'estomac permit aussi de sentir sous les fausses côtes, dans la ligne médiane, une tuméfaction mal limitée.

L'*autopsie* révéla la présence à la partie antérieure de la petite courbure, d'une tuméfaction indurée et de nombreuses masses ganglionnaires de la grosseur d'un haricot, qui s'étendaient dans le mésentère ; elles étaient dures à la coupe et de coloration uniformément blanche. La petite courbure était ratatinée et raccourcie ; la grande au contraire, considérablement dilatée. Le duodénum était repoussé en arrière et en bas par la tumeur, et incurvé de telle sorte que lorsqu'on remplissait complètement l'estomac d'eau, celle-ci ne pouvait s'écouler que si l'on soulevait un peu le duodénum avec les mains ; dans l'état de réplétion modérée l'eau ne s'écoulait pas. Le pylore lui-même n'était pas véritablement rétréci ni ulcéré ; en revanche, à la partie interne de la petite courbure correspondant à la tumeur extérieure, on trouve une large ulcération annulaire, à bords durs et épais.

Dans le foie et sur la vésicule biliaire, se trouve aussi un noyau blanc, bosselé, de consistance cartilagineuse et d'un demi centimètre environ de diamètre, mais pas de substance cancéreuse.

L'examen microscopique de la tumeur révéla l'existence de nombreux foyers de cellules à gros noyaux, rondes, ovales, ou allongées au milieu de riches faisceaux de tissu conjonctif. Dans la tumeur du foie, le stroma était peut-être moins abondant, mais plus caractéristique, comme on le voit habituellement pour le cancer de cet organe.

De ce fait l'auteur croit pouvoir conclure que le lavage est utile dans les cas de dilatation stomacale liée à un rétrécissement même cancéreux du pylore, parce qu'il diminue les vomissements. Suivant lui, le lavage diminue aussi les douleurs en faisant cesser la dilatation exagérée de l'estomac et en le débarassant des matières irritantes qu'il contient; il rend possible l'introduction des aliments et leur digestion, et enfin dans quelques cas il facilite le diagnostic.

Sans partager l'enthousiasme de l'auteur pour le lavage de l'estomac qui n'est pas toujours sans danger, dans le cancer de l'estomac, nous retenons cependant les avantages qu'il peut présenter au point de vue du diagnostic; ce n'est pas d'ailleurs la seule observation où cette particularité ait été notée.

Observation XXV

Bulletin de la Société anatomique, 1867, p. 296.

Cancer colloïde de l'estomac chez une femme de vingt-six ans.

M. Pentray, interne des hôpitaux, fait voir à la Société l'estomac d'une femme de vingt-six ans, morte à l'Hôtel-Dieu dans le service de M. Fauvel. Cette malade, depuis quelque temps atteinte de vomissements répétés, bilieux, peu abondants, mais jamais noirâtres, se voyait dépérir ; elle entra à l'hôpital dans le courant de janvier dernier. A son arrivée, on put constater la présence, au creux épigastrique, d'une tumeur superficielle, mobile et douloureuse. La malade d'une maigreur extrême, sans signes de cachexie, vomissait tout ce qu'elle prenait. D'un autre côté, la constipation était opiniâtre; l'estomac paraissait très dilaté. On ne trouvait chez elle aucun antécédent héréditaire au point de vue du cancer.

Après sa mort, qui eut lieu dans le marasme, on put constater une dégénérescence colloïde très considérable des parois de l'estomac, au voisinage du pylore. Les ganglions tributaires de cette partie étaient eux-mêmes dégénérés.

Observation XXVI

Bulletin de la Société anatomique 1870, p. 120.

Carcinome du cardia et de la petite courbure de l'estomac, chez un homme de vingt et un ans.

M. Ullé présente l'œsophage, l'estomac et les reins d'un homme de vingt et un ans, maçon, entré à l'hôpital de la Pitié, le 7 janvier 1870, et mort le 21 février 1870.

Le malade était entré à l'hôpital pour des vomissements, qui avaient lieu chaque fois qu'il prenait la moindre nourriture, il n'avait jamais eu que des vomissements alimentaires, il sentait comme il nous disait, que ceux-ci ne passaient pas. M. Cornil pratiqua le cathétérisme œsophagien sans rien sentir au passage de la boule, du cathéter. Il survint un amaigrissement énorme et très rapide qui se termina par la mort.

Autopsie. — Plaques cancéreuses autour du cardia et de la petite courbure de l'estomac. Rien au pylore. Dilatation de l'œsophage.

Nous avons rangé cette observation dans notre troisième catégorie, à cause de l'insuffisance des détails cliniques, bien qu'il paraisse fort probable que le cancer du

cardia ait été méconnu, le cathétérisme n'ayant rien révélé d'anormal. D'ailleurs les symptômes autres que la
gêne de la déglutition semblent avoir fait défaut.

Observation XXVII

CULLINGWORTH, *Brit. med journal* 1877, II, August., p. 253.

Cancer de l'estomac chez un enfant de cinq semaines.

L'auteur communique à l'Association médicale britannique,
réunie à Manchester, un cas de cancer de l'estomac chez un enfant
du sexe masculin âgé de cinq semaines. Dix jours après sa naissance, cet enfant se mit à vomir continuellement sa nourriture ;
à part cela il ne présentait pas d'autres symptômes de troubles
digestifs qu'un peu de tendance à la constipation. Pas de fièvre.
Les vomissements persistant malgré le traitement, on supposa
qu'on avait affaire à une obstruction intestinale. L'abdomen avait
conservé son aspect normal. Les selles allèrent en diminuant de
plus en plus et l'enfant prit l'aspect cachectique ; vingt-six heures
avant la mort il présentait des convulsions.

A l'autopsie l'estomac était très dilaté ; dans la moitié pylorique
la paroi stomacale était très épaissie surtout vers l'orifice pylorique où elle atteignait une épaisseur d'un tiers de pouce. Sur cette
paroi s'implantait une tumeur pyriforme haute d'un pouce, qui
était ramollie et ulcérée à sa partie centrale ; l'orifice pylorique
était complètement oblitéré.

Au microscope on trouva un épithéliome à cellules cylindriques ; tout autour de la tumeur, la tunique muscularie était fortement hypertrophiée.

Les pièces anatomiques et les préparations histologiques faites
par le Dr Dreschfeld, furent présentées à la Société et mises sous
les yeux des assistants.

Il n'est pas nécessaire de faire remarquer l'extrême précocité du développement de la tumeur du pylore. S'il est permis de faire entrer l'épithéliome dans la grande famille des cancers, ce fait serait unique dans la science, comme manifestation hâtive du néoplasme dans l'estomac. Nous ne le reproduisons néanmoins que sous la plus grande réserve, malgré que les pièces anatomiques aient été soumises à l'examen des membres d'une Société savante, ce qui semble donner à la communication de Cullingworth un certain caractère d'authenticifé.

Nous donnons à la suite de ces observations le résumé de trois faits que Dittrich a mentionnés dans ses comptes rendus du laboratoire d'anatomie pathologique de la clinique de Prague. L'absence de détails cliniques enlève à ces notes la plus grande partie de leur intérêt ; mais elles trouvent néanmoins leur place ici, à titre de renseignements, d'autant plus que l'observation qui suit et qui a trait à une jeune fille de dix-neuf ans est encore considéré par beaucoup d'auteurs comme un fait unique et exceptionnel de cancer stomacal précoce.

Une jeune fille de dix-neuf ans, très amaigrie, présentait au pylore une tumeur squirrheuse, dure, grisâtre et mamelonnée, accompagnée d'un rétrécissement considérable de l'orifice. On constata aussi la présence de tumeurs semblables à la valvule de Bauhin, dans le rectum, sur le péritoine, dans les trompes de Fallope, sur la plèvre, dans les ganglions bronchiques, et dans les deux ovaires. — DITTRICH, *Prager Vierteljahrschrift*, 1846, Bnd XIII, p. 167.

Un homme de vingt-sept ans, journalier, présentait à l'autopsie un squirrhe du pylore avec rétrécissement, sans ulcère, avec in-

filtration simultanée des glandes lymphatiques à la face antérieure
de la colonne vertébrale. Ce cas offrait surtout cela d'intéressant
qu'il montrait, près du pylore épaissi, un ulcère cancéreux guéri,
de la longueur d'un pouce, occupant la majeure partie de la circonférence de l'anneau pylorique, et montrant un fond lisse, d'un
gris cendré, revêtu d'une membrane mince, ferme et d'un gris
blanchâtre. Les bords de la cicatrice étaient épais et renfermaient
un creux infundibuliforme de la grosseur d'une fève. — DITTRICH,
Prager Vierteljahrschrift, 1845, Bnd VIII, p, 116.

Une fille de vingt-quatre ans montrait dans le tiers droit de
l'estomac une excavation triangulaire entourée de bords durs,
calleux, profondément minés par places, dont la base complètement
cicatrisée, était recouverte d'un tissu gris, cellulo-fibreux, lisse
et ferme, qui formait avec le pancréas épaissi et avec du tissu ino-
dulaire la paroi postérieure de l'ulcère. Cette base cicatrisée était
soulevée par de petites tumeurs cancéreuses récentes, comme ver-
ruqueuses, variant entre le volume d'une lentille et celui d'un
petit pois. Les bords de l'ulcère montraient, vers le pylore, une
infiltration de matière cancéreuse crue, un commencement de ramollissement. Tuberculose miliaire aux deux sommets des poumons, et cavernes de la grosseur d'une aveline. Anémie profonde.
— DITTRICH, *Prager Vierteljahrschrift*, 1846, Bnd VIII.

On peut voir que sur vingt-sept observations, dix-sept
appartiennent aux deux premiers groupes, ce qui revient à
dire que les erreurs de diagnostic figurent à peu près
exactement dans les deux tiers des faits que nous avons
pu réunir ; en d'autres termes sur trois cancers de l'esto -
mac, chez un homme jeune, il n'y en a guère qu'un qui soit
habituellement reconnu. Ce résultat, qui se passe de commentaire, est bien de nature à justifier le but de l'étude
clinique que nous avons entreprise, si toutefois ce travail

a pu jeter quelque lumière sur ce point si obscur de la pathologie.

Il faut aussi remarquer que dans aucun cas le cancer du ventricule n'a manqué de se traduire extérieurement par quelque manifestation symptomatique; sa présence n'a jamais été constatée à l'autopsie sans qu'il eût accusé son existence pendant la vie par quelque phénomène patholo- gique; en un mot le cancer précoce de l'estomac n'est jamais latent.

Les symptômes classiques peuvent faire défaut, sinon en totalité du moins en partie; ils peuvent être remplacés par des signes insidieux capables de faire penser à des affections absolument étrangères à celle de l'estomac; mais jamais on ne verra, comme il arrive chez les vieil- lards, un cancéreux encore jeune s'affaiblir lentement et paisiblement, sans qu'aucun phénomène saillant ne témoi- gne au moins de l'altération de la santé. Ce n'est que dans ce dernier cas que le carcinome de l'estomac peut être dit véritablement latent, dans le sens absolu du mot. Le cancer précoce au contraire, est souvent méconnu, mais il n'est jamais latent.

On sera peut-être étonné de ne pas trouver à la fin de cette étude un chapitre sur le diagnostic différentiel du cancer précoce de l'estomac. Mais il serait difficile de poser des lois générales, capables de s'appliquer à toutes les variétés d'une affection qui se présente elle-même sous tant d'aspects différents.

Nous avons du reste à propos de chacune de nos formes cliniques, quelquefois même à propos de chacun des caractères de la maladie, signalé les causes possibles

d'erreur, et indiqué les moyens les plus propres à les
éviter Ce que nous pourrions écrire ici ne serait donc
qu'une répétition. Et d'ailleurs les règles à suivre pour
la recherche des symptômes du cancer précoce ne sons
pas différentes de celles usitées habituellement dans les
cas difficiles de cancer stomacal. Il suffira le plus souvent
d'avoir présentes à l'esprit les erreurs possibles en pareil
cas, pour éviter de les commettre.

Nous voudrions cependant avant de terminer, signaler
succinctement quelques procédés qui auraient été récemment
employés avec avantage pour le diagnostic des affections de l'estomac, et qui sont, croyons-nous, encore peu
connus. Nous laissons du reste à chacun le soin d'appré-
cier à son gré chacune de ces méthodes.

Le lavage de l'estomac est préconisé par Ottomar Ro-
senbach, de Breslau [1] comme lui ayant donné d'excellents
résultats dans des cas difficiles. Le liquide aspiré par le
siphon contient en effet le plus souvent, des particules
cancéreuses, qui pourront être utilement examinées au
microscope. On peut même avec un peu d'exercice, les
reconnaître à l'œil nu; elles ressemblent alors à des
petites ecchymoses hémorragiques punctiformes; elles se
retrouvent aussi dans les produits du vomissement.
L'auteur dit n'avoir eu qu'à se féliciter de cette méthode qui
lui a permis d'affirmer trois fois la présence de la tumeur;
dans deux cas, cependant, celle ci n'était pas reconnaissable à la palpation.

[1] *Deutsche med. Wochenschrift*, 1882, n° 33, p. 452.

Nous avons aussi trouvé le lavage indiqué dans trois de nos observations comme ayant facilité notablement le diagnostic, en faisant varier la position de la tumeur ou en la rendant plus accessible, par l'évacuation des liquides contenus dans l'estomac.

Nous n'insisterons pas sur le nouvel instrument imaginé par Mikulicz [1] pour porter la lumière dans la cavité stomacale. Son endoscope, ou plutôt son *électro-gastroscope* n'est pas d'une introduction facile, sauf dans les cas ordinaires. Mais dans les maladies graves de l'estomac, l'emploi de cet instrument ne serait pas sans danger, suivant l'opinion des médecins qui en ont fait usage. Aussi vaut-il mieux le laisser de côté.

Plus récemment Leube [2] a signalé une nouvelle méthode de diagnostic fondée sur l'étude minutieuse des phénomènes de la digestion à l'état physiologique et pathologique.

A la suite de patientes recherches, l'auteur est arrivé à déterminer assez exactement le temps nécessaire à l'estomac, dans ses différents états de santé ou de maladie, pour digérer un poids donné de viande, d'albumine, de lait, etc. Ces résultats ont été consignés scrupuleusement sur un tableau dressé à cet effet.

Ceci posé, on fait ingérer au malade une certaine quantité des substances désignées ; puis au bout du temps indiqué pour la digestion normale, on pratique le lavage de l'estomac et l'on recherche si les matières absorbées ont été complètement digérées. Par des essais successifs on

---

[1] *Centralblatt für Chirurgie*, n° 43, oct. 1881.
[2] *Deutsches Archiv. für klin. Medicin*, XXXIII, 1883, p. 1.

arrive ainsi, avec quelques tâtonnements, à déterminer le temps nécessaire pour la digestion de chaque substance. Il suffit alors de se reporter sur le tableau établi par Leube pour voir à quelle affection correspond le nombre d'heures nécessité par la digestion.

On comprend néanmoins que les phénomènes physiologiques ne se prêtent pas toujours à une évaluation aussi rigoureuse, et qu'ils doivent subir dans leur durée de profondes modifications, par le fait des susceptibilités individuelles. A plus forte raison cette irrégularité doit-elle exister à l'état pathologique, si l'on réfléchit aux différences profondes que peut présenter la muqueuse stomacale dans la même affection, suivant les époques et suivant les individus.

Quelque compliqué qu'il paraisse au premier abord, le moyen proposé par Leube ne serait pas cependant impraticable. Il repose sur l'observation exacte et rationnelle des fonctions physiologiques, et mérite d'être pris en considération. Il n'a pas encore été, que nous sachions, expérimenté méthodiquement. Ne fût-ce qu'à titre de curiosité, nous devions le signaler.

CONCLUSIONS

I. — Le cancer de l'estomac, dans les cas rares où il s'observe dans la jeunesse, et en particulier au-dessous de trente ans, se présente avec des caractères spéciaux de symptômes, de marche et de durée.

II. — Le cancer précoce est ordinairement de marche rapide, évoluant en quelques mois, et se terminant fréquemment par des accidents plus ou moins brusques.

III. — Le cancer précoce n'est pas latent ; il s'accuse par des phénomènes anormaux, et cela dans des proportions plus considérables que le cancer qui survient dans la vieillesse et l'âge mûr.

IV. — Le cancer précoce est le plus ordinairement méconnu ; les erreurs de diagnostic auxquelles il donne lieu, peuvent être rangées en deux groupes qui correspondent aux formes cliniques que revêt habituellement la maladie dans les cas anormaux.

V. — Dans un premier groupe de faits, les accidents ont croire à des affections totalement étrangères au tube digestif : en premier lieu et le plus souvent à la cirrhose alcoolique, à la péritonite tuberculeuse, et quelquefois même à la pleuro-péritonite tuberculeuse, à l'anévrysme aortique, etc.

VI. — Dans un deuxième groupe de faits, les accidents sont prédominants du côté du tube digestif, mais font penser à tout autres affections qu'au cancer de l'estomac : obstruction intestinale, vomissements incoercibles, ulcère rond, tænia, etc.

VII. — L'affection évolue fréquemment sans être accompagnée des signes extérieurs de la cachexie cancéreuse, ou tout au moins ceux-ci se montrent-ils très atténués.

VIII. — La considération de la marche de la maladie, les quelques caractères particuliers des symptômes, tels qu'ils résultent de cette étude, permettront, dans bien des cas anormaux, à un observateur prévenu de faire le diagnostic de cancer précoce de l'estomac.

FIN

TABLE DES MATIÈRES

BERNARD (Claude). *Physiologie.* Physiologie expérimentale, substances toxiques et médicamenteuses, système nerveux, liquides de l'organisme, médecine expérimentale, chaleur animale, anesthésiques et asphyxie, chaleur animale, diabète, physiologie opératoire, phénomènes de la vie. — Biographie, Table alphabétique et analytique. Bibliographie, 1879, 16 vol. in-8 avec figures et pl. . . . . 114 fr.

BINTOT (A.). *Étude pratique sur les dyspepsies.* Recherches sur les dyspepsies avec diminution du volume du foie, résultats favorables de la médication thermale, 1879, in-8, 164 pages. . . . . 3 fr. 50

CRUVEILHIER. *Traité d'anatomie pathologique générale*, 1849-1864, 5 vol. in-8. 35 fr.

GALLARD. *Clinique médicale de la Pitié*, 1877, 1 vol. in 8 de XLIV-636 pages avec 25 figures. . . . . 10 fr.

GUBLER et LABBÉE. *Commentaires thérapeutiques du Codex medicamentarius ou histoire de l'action physiologique et des effets thérapeutiques des médicaments inscrits dans la pharmacopée. Troisième édition*, révisée d'après le Codex de 1884. 1884, vol. grand in-8 publié en 4 fascicules. . . . . 15 fr.

HALLOPEAU. *Traité élémentaire de pathologie générale*, comprenant la pathologie et la physiologie pathologique, 1884, in-8 de 723 pages, avec figures dans le texte. 11 fr.

LABOULBÈNE. *Nouveaux éléments d'anatomie pathologique* descriptive et histologique, 1879, 1 vol. in-8 de 1,080 pages, avec 298 figures, cartonné. . . . . 20 fr.

LAVERAN (A.) et TEISSIER. *Nouveaux éléments de pathologie et de clinique médicales*, par A. Laveran, professeur à l'École de médecine militaire du Val-de-Grâce, et J. Teissier, professeur à la Faculté de médecine de Lyon. *Deuxième édition* revue et augmentée, 1883, 2 vol. in-8 de 1615 pages avec figures. . . . . 18 fr.

LEUDET. *Clinique médicale* de l'Hôtel-Dieu de Rouen, par E. Leudet, médecin en chef de l'Hôtel-Dieu de Rouen. Paris, 1874, 1 vol. in-8 de 650 pages. . . . . 8 fr.

De la pyléphlébite suppurative consécutive à des maladies du foie et des voies biliaires. — Études des inflammations du foie développées sous l'influence de l'abus des boissons alcooliques. — Pathogénie des accidents cérébraux dans le rhumatisme articulaire aigu. — Des pleurésies enkystées. — Du déplacement et de l'hypertrophie de la rate consécutifs aux pleurésies. — Du diabète sucré. — De la méningite chronique. — Recherches cliniques sur la congestion de la moelle. — Les entozoaires, le ténia, les hydatides, les cysticerques. — Intoxication saturnine chronique. — Curabilité de l'ascite. — Études des circonstances qui provoquent l'intolérance momentanée ou permanente de la fumée de tabac. — De l'influence des boissons alcooliques sur la tuberculisation pulmonaire. — Des récidives de la pneumonie.

NOTHNAGEL et ROSSBACH. *Nouveaux éléments de matière médicale et de thérapeutique*, exposé de l'action physiologique et thérapeutique des médicaments, avec une introduction par Ch. Bouchard, professeur de pathologie et de thérapeutique générales à la Faculté de médecine de Paris, 1880, 1 vol. in-8 de XXXII-860 pages. . . . . 14 fr.

PRUS (B.). *Recherches nouvelles sur la nature et le traitement du cancer de l'estomac*. Paris, 1828, in-8. . . . . 2 fr.

RACLE. *Traité de Diagnostic médical.* Guide clinique pour l'étude des signes caractéristiques des maladies, contenant un Précis des procédés physiques et chimiques d'exploration clinique. *Sixième édition*, par Ch. Fernet et Straus, médecins des hôpitaux, agrégés de la Faculté. Paris, 1878, 1 vol. in-18 jésus, XII-800 pages, avec 99 figures, cart. . . . . 8 fr.

SEMMOLA. *Médecine vieille et médecine nouvelle*, par le Dr S. Semmola, professeur de thérapeutique à l'Université de Naples, 1881, 1 vol. in-8, 109 pages. . . . . 2 fr.

THIÉBAUT. *De la dilatation de l'estomac*, par Thiébaut, chef de clinique à la Faculté de médecine de Nancy, 1882, in-8, 344 pages, avec 2 planches. . . . . 5 fr.

TROUSSEAU. *Clinique médicale de l'Hôtel-Dieu de Paris*, publié par Michel Peter, professeur à la Faculté de médecine de Paris. *Sixième édition*. Paris, 1882, 3 vol. in-8 de chacun 800 pages avec un portrait. . . . . 32 fr.

VALLEIX. *Guide du médecin praticien*, ou Résumé général de pathologie interne et de thérapeutique appliquée, *cinquième édition* par P. Lorain, 1866, 5 vol. grand in-8 de chacun 800 pages, avec figures. . . . . 50 fr.